面向人民健康
提升健康素养

相约健康百科丛书

面向人民健康
提升健康素养

相约健康百科丛书

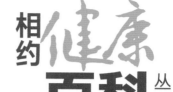

应急急救系列

突发公共卫生事件
预防和应对

主编 ⟩ 李 群

人民卫生出版社
·北京·

本书编委会

主　　编　　李　群

副 主 编　　张彦平　施国庆

编　　者　　（按姓氏笔画排序）

马　超　中国疾病预防控制中心（中国预防医学科学院）

王亚丽　中国疾病预防控制中心（中国预防医学科学院）

王晔萍　中国疾病预防控制中心（中国预防医学科学院）

王霄晔　中国疾病预防控制中心（中国预防医学科学院）

尹遵栋　中国疾病预防控制中心（中国预防医学科学院）

师　鉴　河北省疾病预防控制中心

向妮娟　中国疾病预防控制中心（中国预防医学科学院）

孙军玲　中国疾病预防控制中心（中国预防医学科学院）

李　超　中国疾病预防控制中心（中国预防医学科学院）

李　群　中国疾病预防控制中心（中国预防医学科学院）

张彦平　中国疾病预防控制中心（中国预防医学科学院）

陈秋兰　中国疾病预防控制中心（中国预防医学科学院）

周　静　中国疾病预防控制中心职业卫生与中毒控制所

郑　徽　中国疾病预防控制中心（中国预防医学科学院）

赵宏婷　中国疾病预防控制中心（中国预防医学科学院）

钟豪杰　广东省疾病预防控制中心

施国庆　中国疾病预防控制中心（中国预防医学科学院）

龚　磊　安徽省疾病预防控制中心

龚震宇　浙江省疾病预防控制中心

常昭瑞　中国疾病预防控制中心（中国预防医学科学院）

彭质斌　中国疾病预防控制中心（中国预防医学科学院）

学术秘书　　赵宏婷　王晔萍

陈竺院士
说健康

总 序

人民健康是现代化最重要的指标之一，也是人民幸福生活的基础。党的二十大报告明确到 2035 年建成健康中国。社会各界，尤其是全国医疗卫生工作者，要坚持以人民为中心的发展思想，把保障人民健康放在优先发展的战略位置，加快推进健康中国建设，全方位全周期保障人民健康，为实现"两个一百年"奋斗目标、实现中华民族伟大复兴的中国梦打下坚实的健康基础，为共建人类卫生健康共同体作出应有的贡献。

为助力健康中国建设，提升人民健康素养，人民卫生出版社（以下简称"人卫社"）联合相关学（协）会、平台、媒体共同策划，整合各方优势、创新传播途径，打造高质量的纸数融合立体化传播健康知识普及出版物《相约健康百科丛书》（以下简称"丛书"）。丛书通过图书、新媒体、互联网平台等全媒体，努力为人民群众提供全生命周期的健康知识服务。在深入了解丛书的策划方案、组织管理和工作安排后，我欣然接受了邀请，担任丛书专家指导委员会主任委员，主要基于以下考虑。

建设健康中国，人人享有健康。 党的十八大以来，以习近平同志为核心的党中央一直高度重视、持续推动健康中国建设。2016 年党中央、国务院印发的《"健康中国 2030"规划纲要》指出，推进健康中国建设，是全面建成小康社会、基本实现社会主义现代化的重要基础，是全面提升中华民族健康素质、实现人民健康与经济社会协调发展的国家战略。健康中国的主题是"共建共享、全民健康"，共建共享是基本路径，

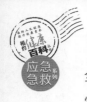

全民健康是根本目的。人人参与、人人尽力、人人享有，实现全民健康，需要全社会共同努力。党的二十大对新时代新征程上推进健康中国建设作出新的战略部署，赋予了新的任务使命，提出"把保障人民健康放在优先发展的战略位置，完善人民健康促进政策"。丛书建设抓住了健康中国建设的核心要义。

提升健康素养，需要终身学习。健康素养是人的一种能力：它能够帮助个人获取和理解基本的健康信息和服务，并能运用其作出正确的判断和决定，以维持并促进自己的健康。2008 年 1 月，卫生部发布《中国公民健康素养——基本知识与技能（试行）》，首次以政府文件的形式界定了居民健康素养，我很高兴签发了这份文件。此后，我持续关注该工作的进展和成效。经过多年的不懈努力，我国健康素养促进工作蓬勃发展，居民健康素养水平从 2009 年的 6.48% 上升至 2021 年的25.4%，人民健康状况和基本医疗卫生服务的公平性、可及性持续改善，主要健康指标居于中高收入国家前列，为以中国式现代化全面推进中华民族伟大复兴奠定了坚实的健康基础。健康素养需要持续地学习和养成，丛书正是致力于此。

健康第一责任人，是我们自己。2019 年 12 月，十三届全国人大常委会第十五次会议通过了《中华人民共和国基本医疗卫生与健康促进法》，该法第六十九条提出"公民是自己健康的第一责任人，树立和践行对自己健康负责的健康管理理念，主动学习健康知识，提高健康素养，加强健康管理。倡导家庭成员相互关爱，形成符合自身和家庭特点的健康生活方式。"从国家法律到健康中国战略，都强调每个人是自己健康的第一责任人。只有人人都具备了良好的健康素养，成为自己健康的第一责任人，健康中国才有了最坚实的基础。丛书始终秉持了这一理念，能够切实帮助读者承担起自己的健康责任。

接受丛书编著邀请后，我多次听取了丛书工作委员会和人卫社的汇报，提出了一些建议，并录制了"院士说健康"视频。我很高兴能以此项工作为依托，为人民健康多做些有意义的工作。丛书工作委员会和人卫社的同仁们一致认为，这件事做好了，对提高国民特别是青少年健康素养意义重大！

2022 年 11 月，在丛书启动会议上，我提出丛书建设要做到心系于民、科学严谨、质量第一、无私奉献四点希望。2023 年 9 月，丛书"健康一生系列"正式出版！丛书建设者们高度负责、团结协作，严谨、创新、务实地推进丛书建设，让我对丛书即将发挥的作用充满了信心，也对健康科普工作有了更多的思考。

一是健康科普工作需把社会责任放在首位。丛书为做好顶层设计，邀请一批院士担任专家指导委员会的成员。院士们的本职工作非常繁忙，但他们仍以极高的热情投入丛书建设中，指导把关、录制视频，担任健康代言人，身体力行地参与健康科普工作。全国广大医务工作者也要积极行动起来，把社会责任放在首位，践行习近平总书记提出的"科技创新、科学普及是实现创新发展的两翼"之工作要求，把健康科学普及放在与医药科技创新同等重要的位置，防治并重，守护人民健康。

二是健康科普工作应始终心系于民。健康科普需要找准人民群众普遍关心的健康问题，有针对性地开展工作，方能事半功倍。丛书每一个系列都将开展健康问题征集活动，"健康一生系列"收集了两万余个来自大众的健康问题，说明人民群众的健康需求是旺盛的，对专家解答是企盼的。丛书组织专家对这些问题进行了认真的整理、分析和解答，并在正式出版前后组织群众试读活动，以不断改进工作，提升质量，满足人民健康需求，这些都是服务于民的重要体现。丛书更是积极尝试应用新

技术新方法，为科普传播模式创新赋能，强化场景化应用，努力探索克服健康科普"知易行难"这个最大的难题。

三是健康科普工作须坚持高质量原则。高质量发展是中国式现代化的本质要求之一。健康科普工作事关人民健康，须遵从"人民至上、生命至上"的理念，把质量放在最重要的位置，以人民群众喜闻乐见的方式，传递科学的、权威的、通俗易懂的健康知识，要在健康科普工作中塑造尊重科学、学习科学、践行科学之风，让"伪科学""健康谣言""假专家"无处遁形。丛书工作委员会、各编委会坚持了这一原则，将质量要求落实到每一个环节。

四是健康科普工作要注重创新。不同的时代，健康需求发生着变化，健康科普方式也应与时俱进，才能做到精准、有效。丛书建设模式创新也是耳目一新，比如立足不同的应用场景，面向未来健康需求的无限可能，设计了"1+N"的丛书系列开放体系，成熟一个系列就开发一个；充分发挥专业学（协）会和权威专家作用，对每个系列的分册构建进行充分研讨，提出要从健康科普"读者视角"着眼，构建具有中国特色的国民健康知识体系；精心设计各分册内容结构和具有中华民族特色的系列 IP 形象；针对人民接受健康知识的主要渠道从纸媒向互联网转移的特点，设计纸数融合图书与在线健康知识问答库结合，文字、图片、视频、动画等联动的全媒体传播模式，全方位、全媒体、全生命周期服务人民健康等。

五是健康科普工作需要高水平人才队伍。人才是所有事业的第一资源。丛书除自身的出版传播外，着眼于健康中国建设大局，建立编写团队组建、遴选与培养的系列流程，开展了编写过程和团队建设研究，组建来自全国，老、中、青结合的高水平编者团队，且每个分册都通过编写过程的管理努力提升作者的健康科普能力。这项工作非常有意义。希望未来，越来越多的卫生健康工作者能以高度的社会责任感、职业使命感，以无私奉献的精神参与到健康科普工作中，以更多更好的健康科普精品，服务人民健康。

衷心希望，通过驰而不息的建设，丛书能让健康中国、健康素养、健康第一责任人的理念深入人心，并转化为建设健康中国的重要动力，成为国民追求和促进健康的重要支撑。

衷心希望，能以大型健康科普精品丛书为依托，培养一支高水平的健康科普作者队伍，增强文化自信的建设力量，从而更好地为中华民族现代文明贡献健康力量。

衷心希望，读者朋友们积极行动起来，认真汲取《相约健康百科丛书》中的健康知识，把它们运用到自己的生活里，让自己更健康，也为健康中国建设作出每个公民的贡献！

中国红十字会会长

中国科学院院士

丛书专家指导委员会主任委员

2023 年 7 月

相约健康百科丛书
出版说明

　　健康是幸福生活最重要的指标，健康是1，其他是后面的0，没有1，再多的0也没有意义。提升健康素养，是提高全民健康水平最根本、最经济、最有效的措施之一。党的二十大报告要求，加强国家科普能力建设，深化全民阅读活动。习近平总书记指出，科技创新、科学普及是实现创新发展的两翼，要把科学普及放在与科技创新同等重要的位置。在这一重要指示精神的指引下，人民卫生出版社（以下简称"人卫社"）努力探索让科学普及这"一翼"变得与科技创新同样强大，进而助力创新型国家建设。经过深入调研，团结广大医学科学家、健康传播专家、学（协）会、媒体、平台，共同策划出版《相约健康百科丛书》（以下简称"丛书"）。

　　为了帮助读者更好地了解和使用丛书，特将出版相关情况说明如下。

一、丛书建设目标

　　丛书努力实现五个建设目标，即：高质量出版健康科普精品，培养优秀的健康科普团队，创新数字赋能传播模式，打造知识共建共享平台，最终提升国民健康素养，服务健康中国行动落实和中华民族现代文明建设。

二、丛书体系构建

　　1. 丛书各系列分册设计遵从人民至上的理念，突出读者健康需求和视角。各系列的分册设计经过多轮专家论证、读者健康需求调研，形成从读者需求入手进行分册设计的共识，更好地与读者形成共鸣，让读者愿意读、喜欢读，并能转化为自身健康生活方式和行为。

比如，丛书第一个系列"健康一生系列"，既不按医学学科分类，也不按人体系统分类，更不按病种分类，而是围绕每个人在日常生活中会遇到的健康相关问题和挑战分类。这个系列分别针对健康理念养成，到人生面临的生、老、病问题，再到每天一睁眼要面对的食、动、睡问题，最后到更高层次的养、乐、美问题，共设立 10 个分册，分别是《健康每一天》《健康始于孕育》《守护老年健康》《对疾病说不》《饮食的健康密码》《运动的健康密码》《睡眠的健康密码》《中医养生智慧》《快乐的健康密码》和《美丽的健康密码》。

2. 丛书努力构建从健康知识普及到健康行为指导的全生命周期全媒体的健康知识服务体系。依靠权威学（协）会和专家的反复多次研究论证，从读者的健康需求出发，丛书构建了"1+N"系列开放体系，即以"健康一生系列"为"1"；以不同人群、不同场景的不同健康需求或面临的挑战为"N"，成熟一个系列就开发一个系列。"主动健康系列""应急急救系列""就医问药系列""康养康复系列"，以及其他系列将在"十四五"期间陆续启动和出版。

3. 丛书建设有力贯彻落实"两翼论"精神，推动健康科普高质量创新发展。丛书除自身的出版传播外，还建立编写团队组建、遴选与培养的系列流程，开展了编写过程和团队建设研究，组建来自全国，老、中、青结合的高水平编者团队，并通过编写过程的管理努力提升作者的健康科普能力。丛书建设部分相关内容还努力申报了国家"十四五"主动健康和人口老龄化科技应对重点专项；以"《相约健康百科丛书》策划出版为基础探索全方位、立体化大众科普类图书出版新模式"为题，成功获得人卫研究院创新发展研究项目支持。

三、丛书创新特色

1. 体现科学性、权威性、严谨性。为做好丛书的顶层设计、项目实施和编写出版工作，保障科学性，成立丛书专家指导委员会、工作委员会和各分册编委会。

第十二届、十三届全国人大常委会副委员长，中国红十字会会长陈竺院士担任丛书专家指导委员会主任委员，国家卫生健康委员会副主任李斌、中国计划生育协会常务副会长于学军、中华预防医学会名誉会长王陇德院士、中国健康促进基金会荣誉理事长白书忠等担任副主任委员，三十余位院士应邀担任委员。专家们积极做好丛书顶层设计、指导把关工作，录制"院士说健康"视频，审阅书稿，甚至承担具体编写工作……他们率先垂范，以极高的社会责任感投入健康科普工作，为全国医务工作者参与健康科普工作树立了榜样。

人民卫生出版社、中国健康促进基金会、中国计划生育协会、中华预防医学会、中国科普研究所、全国科学技术名词审定委员会、健康报社、新华网客户端《新华大健康》等机构负责健康科普工作的领导和专家组成了丛书工作委员会，并成立了丛书工作组，形成每周例会、专题会、组建专班等工作机制，确保丛书建设的严谨性和高质量推进。

各系列各分册编委会均由相关学（协）会、医学院校、研究机构等领域具有卓越影响力的专家组成。专家们面对公众健康需求迫切，但优秀科普作品供给不足、科普内容良莠不齐的局面，均以极大的热忱投入丛书建设与编写工作中，召开编写会、审稿会、定稿会等各类会议，对架构反复研究，对内容精益求精，对表达字斟句酌，为丛书的科学性、权威性和严谨性提供了可靠保证。

2. 彰显时代性、人民性、创新性。习近平总书记在文化传承发展座谈会上发表重要讲话，强调"在新的起点上继续推动文化繁荣、建设文化强国、建设中华民族现代文明，是我们在新时代新的文化使命"。丛书以"同中国具体实际相结合、同中华优秀传统文化相结合"理念为指导，彰显时代性、人民性、创新性。

丛书高度重视调查研究工作，各个系列都会开展面向全社会的问题征集活动，并将征集到的问题融入各个分册。此外，在正式出版前后都专门开展试读工作，以了解读者的真实感受，不断调整、优化工作思路和方法，实现内容"来自人民，根植人民，服务人民"。

在丛书整体设计和 IP 形象设计中，力求用中国元素讲好中国健康科普故事。丛书在全程管理方面始终坚持创新，在书稿撰写阶段，即采用人卫投审稿平台数字化编写方式，从源头实现"纸数融合"。在图书编写过程中，同步建设在线知识问答库。在图书出版后，实现纸媒、电子书、音频、视频同步传播，为不同人群的不同健康需求提供全媒体健康知识服务。

3. 突显全媒性、场景性、互动性。丛书采取纸电同步方式出版，读者可通过数字终端设备，如电脑、手机等进行阅读或"听书"；同时推出配套数字平台服务，读者可通过图书配套数字平台搜索健康知识，平台将通过文字、语音、直播等形式与读者互动。此外，丛书通过对内容的数字化、结构化、标引化，建立与健康场景化语词的映射关系，构建场景化知识图谱，利用人们接触的各类健康数字产品，精准地将健康知识推送至需求者的即时应用现场，努力探索克服健康科普"知易行难"这个最大的难题。

四、丛书的读者对象、内容设计和使用方法

参照《中国公民健康素养66条》锁定的目标人群，丛书读者对象定为接受九年义务教育及具备以上文化水平的人群，采用问答形式编写，重点选择大众日常生活中"应知道""想知道""不知道"和"怎么办"的问题。丛书重在解决"怎么办"，突出可操作性，架起大众对"预防为主"和"一般健康问题"从"为什么"到"怎么办"的桥梁，助力从"以治病为中心"向"以健康为中心"转变。

丛书是一套适合普通家庭阅读、查阅和收藏的健康科普书，覆盖日常生活中会遇到的常见健康问题。日常阅读，可以有效提升健康素养；遇到健康问题时查阅对应内容，可以达到答疑解惑、排忧解难的目的。此外，丛书还配有丰富的富媒体资源，扫码观看视频即可接收来自专家针对具体健康问题的进一步讲解。

《庄子·内篇·养生主》提醒我们："吾生也有涯，而知也无涯，以有涯随无涯，殆已！"如何有效地让无穷的医学知识转化为有限的健康素养，远远不止"授人以渔"这么简单，这需要以大型健康科普精品出版物为依托，培养一支高水平的健康科普作者队伍；需要积极推进相关领域教育、科技、人才三位一体发展，大力弘扬科学精神和科学家精神；还需要社会各界积极融健康入万策，并在此基础上努力建设健康科学文化，增强文化自信的建设力量，从而更好地为中华民族现代文明建设贡献健康力量。

衷心感谢丛书建设者们和读者们的大力支持，让我们共同努力，为健康中国建设和中华民族现代文明建设作出力所能及的贡献。

丛书工作委员会

2023 年 7 月

前　言

　　人民健康是社会文明进步的基础，是民族昌盛和国家富强的重要标志，也是广大人民群众的共同追求。提升健康素养，是提高全民健康水平最根本、最经济、最有效的措施之一。

　　近年来，全球新发突发传染病和突发公共卫生事件层出不穷，给人类健康带来了巨大的挑战，引起了世界各国的高度关注。尤其是2020年新型冠状病毒感染疫情的全球大流行，造成了极其严重的生命健康损失，对全球社会经济发展也产生了长期负面影响。我国防疫历程尤为不凡，全国人民在党的领导下，万众一心，共同抗击疫情，其中大家积极配合防疫措施，做好个人防护，是非常重要的基础，这也凸显了做好公共卫生知识传播，尤其是传染病和突发公共卫生事件相关知识科普的重要性。

　　突发公共事件主要包括自然灾害、事故灾难、公共卫生事件和社会安全事件四类。全球各类突发公共卫生事件频发，新冠大流行之际，又发生猴痘的暴发流行；今年以来，美国陆续发生的人感染H5N1禽流感病例引起了广泛关注，登革热在流行地区的发病人数连创新高，我国长期存在新发传染病输入和发生风险，为做好传染病的应对工作，减少其对人民健康的影响，向公众大力普及应急急救和传染病相关知识是一项长期且重要的工作。

徐建国院士 说健康　　庄辉院士 说健康

　　为了提升国民健康素养，服务健康中国行动落实，人民卫生出版社策划出版《相约健康百科丛书》，本书属于该系列丛书之一。

　　本书致力于提高公众在发生突发公共卫生事件时的自我保护能力，共 150 个问题，重点介绍了新发传染病、呼吸道传染病、消化道传染病、媒介和动物源性传染病、食物中毒、职业中毒，以及其他危害健康的突发公共卫生事件的基本概念、流行情况、预防、干预等情况。本书由具备丰富理论和现场工作经验的国家及省级疾病预防控制中心专家撰写，科学性强，同时通俗易懂，实用性、针对性和可操作性较高，面向社会普通大众。既是大众科普读物，也可以作为中小学教学用书。

　　感谢中国疾病预防控制中心和河北、浙江、安徽、广东等省疾病预防控制中心的大力支持。

　　由于编者水平有限，书中可能存在疏漏、不妥之处，敬请读者赐教和指正。

李　群

2024 年 4 月

目 录

第一章 突发公共卫生事件概论

第二章 传染病预防与应对

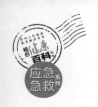

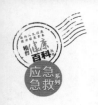

四　媒介和动物源性传染病　　　134

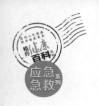

第三章　食物中毒预防与应对

一　食品安全　222

二　微生物　231

第四章　职业中毒预防与应对

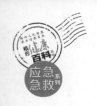

二　职业中毒危害 274

三　常见职业中毒 283

四　职业中毒应急处置 288

第五章 疫苗与健康

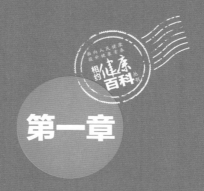

第一章

突发公共卫生事件概论

一

必修课

1. 什么是
突发公共卫生事件

突发公共卫生事件是指突然发生，造成或者可能造成社会公众身心健康严重损害，需要采取应急处置措施予以应对的重大传染病疫情、群体性不明原因疾病、重大食物和职业中毒，以及因地震、火山爆发、泥石流、台风、洪涝等自然灾害，事故灾难，社会安全事件等引发的影响公众健康的事件。导致突发公共卫生事件的原因及类别多种多样。

（1）**重大传染病疫情**：指某种传染病在短时间内发生、波及范围广泛，出现大量的患者或死亡病例，远远超过通常情况下可以应对的传染病疫情。如新型冠状病毒（简称"新冠病毒"）感染、甲型H1N1流感等重大传染病疫情。

（2）**群体性不明原因疾病**：指一定时间内（如2周内），在医疗机构、自然村、社区、建筑工地、学校等地同时或者相继发生3例及以上相同临床表现，且不能明确病因的疾病。

（3）**重大食物和职业中毒**：指食品污染和职业危害原因而造成的发病人数较多的食物中毒和职业中毒。

根据突发公共卫生事件的性质、危害程度、涉及范围，经过政府有关部门及专家评估，突发公共卫生事件可划分为特别重大（Ⅰ级）、重大（Ⅱ级）、较大（Ⅲ级）和一般（Ⅳ级）四级。不同级别事件的判定由政府负责。根据事件级别，国家、省、市、县等不同层级政府及相关部门牵头组织协调，采取多种不同强度的相关紧急措施，以控制、减轻和消除突发公共卫生事件危害。

关键词

突发公共卫生事件　分级　分类

关键词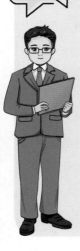

国际关注 突发公共卫生事件 确定流程

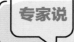 **专家说** 传染病疫情与传染病突发公共卫生事件有什么区别

传染病疫情包括散发、聚集、暴发、流行到大流行等不同强度的疫情水平，当传染病疫情需要政府组织及相关部门合作才能应对时，就构成了传染病突发公共卫生事件。传染病突发公共卫生事件更强调事件对公众健康和社会秩序等造成的影响，需要政府牵头协调组织各种资源进行应对，未达到事件标准的传染病疫情，则主要是卫生健康与疾病预防控制部门采取常态处置措施，即可达到控制目的。

（王盼盼　向妮娟）

2. 什么是**国际关注**的**突发公共卫生事件**

国际关注的突发公共卫生事件是指根据《国际卫生条例（2005）》规定的程序所确定的事件，需满足以下两个条件。

（1）通过疾病的国际传播构成对其他国家的公共卫生风险；

（2）可能需要采取协调一致的国际应对措施。

关于潜在的可能构成国际关注的公共卫生事件报告，《国际卫生条件（2005）》规定，缔约国发现天花、由野毒株引起的脊髓灰质炎、人感染新亚型流感、严重急性呼吸综合征（SARS）1例病例，即应向世界卫生组织（WHO）报告；经评估，其他符合"有严重的公共卫生影响、异乎寻常或超出预期、有国际传播风险、有限制国家旅行或贸易风险"任意两项时，也应向WHO报告。

当WHO宣布了国际关注的突发公共卫生事件时，公众可从官方渠道了解事件的最新进展，并按照官方建议，根据需要采取相应的个人防范措施，特别要关注有关国际旅行、出入境措施，以及到疫情发生地所应注意的事项等。

国际关注的突发公共卫生事件的确定流程是什么

（1）根据缔约国提供的相关信息，WHO总干事经初步评估后，与发生事件的缔约国进行磋商。

（2）WHO总干事从专家库中选出若干名专家，组成突发事件委员会，召开会议对事件进行讨论。

（3）突发事件委员会向WHO总干事提出意见后，总干事结合缔约国提供的信息、决策树评估结果、科学原则、现有科学依据及有关信息，以及对人类健康危险度、国际传播风险、对国际交通影响等因素，以决定其是否构成国际关注的突发公共卫生事件。

专家说

WHO一共宣布了几次国际关注的突发公共卫生事件

截至2023年12月31日，WHO共宣布了七次国际关注的突发公共卫生事件，分别为：2009年

甲型 H1N1 流感大流行；2014 年野生型脊髓灰质炎病毒疫情；2014 年西非埃博拉疫情；2016 年巴西报告的新生儿小头畸形和其他神经系统疾病；2019 年刚果民主共和国埃博拉疫情；2020 年新型冠状病毒感染疫情；2022 年多国猴痘暴发疫情。

（向妮娟　施国庆）

3. 突发公共卫生事件的 **主要危害**有哪些

突发公共卫生事件具有突发性，难以预料其发生的具体时间和地点，那么事件发生后，它可能会造成什么样的危害呢？

（1）公众身体健康和生命安全危害：突发公共卫生事件可能会在短时间内，导致大量人群发病，对公众身体健康和生命安全带来威胁。

（2）社会心理影响：由于突发公共卫生事件发生突然，特别是传染病类突发事件传播速度快，大家的日常工作和生活会受到严重影响。在最初原因不明、还没有完全掌握其主要特征的情况下，社会上可能会出现很多不实流言，容易引起公众的恐慌和焦虑。

（3）医疗服务影响：由于短时间患病人数增加，可能导致医疗服务资源紧张，包括医护人员、床位、医疗设备和药品等，不仅应对突发事件所需的救治资源紧张，还会影响到其他疾病患者的常规医疗服务。

（4）社会经济影响：突发公共卫生事件发生后，短时间内可能会对公众的日常生活、工作、出行、学校教学等产生影响，重大突发公共卫生事件还可能给旅游业、餐饮业、交通运输等多个行业，社会经济发展，甚至社会稳定和国家安全等带来严重影响。

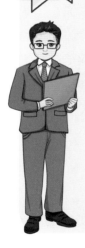

专家说

如何应对和防范突发公共卫生事件

突发公共卫生事件是可以防范和应对的，可以减轻和消除其危害。主要措施包括：建立完善的公共卫生监测和预警系统，及时发现、及早预警；建设专业的公共卫生应急队伍，加强演练培训，提高应急处置能力；突发公共卫生事件发生后，加强组织领导、多部门配合；持续建设韧性社区，加强社区及公众的防范与应对能力；加强公共卫生领域的相关科学研究等。

（李蔓兮　向妮娟）

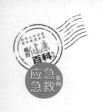

4. 突发公共卫生事件
发生时，公众应如何做

　　提到 2003 年 SARS 疫情、2009 年甲型 H1N1 流感大流行、2020 年新冠病毒感染疫情，大家都不陌生，这些都是对我们的身体健康和生产生活造成重大影响的突发公共卫生事件。

　　发生突发公共卫生事件时，公众应该如何应对呢？主要包括：一是及时关注国家和地方政府的官方消息，了解突发事件的最新情况和发展趋势，不传播未经证实的消息，以免造成不必要的恐慌。二是遵守国家和地方的法律法规、防控工作相关要求，积极配合政府及有关单位采取的应急处置措施和倡议。三是加强自我保护，保持良好的个人卫生习惯，同时加强营养和锻炼，提高自身免疫力。四是学习相关防控知识和技能，提高个人素养，提醒身边的人注意个人防护和健康监测，共同维护社会公共卫生安全。

专家说

公众的配合为什么对突发公共卫生事件的应对效果有重大影响

　　在急性传染病暴发流行期间，为了防止疫情扩散，政府可能会号召社区居民居家隔离，采取小区封闭的措施，如果大家都能严格落实，疫情就能够在预期的时间段内得到控制，相反，疫情可能还会不断扩散，影响防控效果。因此，突发公共卫生事件的应对需要政府、机构、单位、个人共同配合，在四方责任中，个人的配合显得尤其重要。

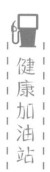

健康加油站

突发公共卫生事件相关的法律法规中，规定公民应该配合政府做好突发公共卫生事件应对的内容有哪些

《中华人民共和国突发事件应对法》规定，公民、法人和其他组织有义务参与突发事件应对工作。突发事件发生地的公民应当服从人民政府、居民委员会、村民委员会或者所属单位的指挥和安排，配合人民政府采取的应急处置措施，积极参加应急救援工作，协助维护社会秩序。

《中华人民共和国传染病防治法》也规定，在中华人民共和国领域内的一切单位和个人，必须接受疾病预防控制机构、医疗机构有关传染病的调查、检验、采集样本、隔离治疗等预防、控制措施，如实提供有关情况。

公众如何应对突发公共卫生事件

（王晔萍　李　群）

二

应对要点

5. 为**应对**突发公共卫生事件，个人和家庭**日常**应该做哪些**准备**

了解什么是突发公共卫生事件后，很多人可能都会有疑问，为应对突发公共卫生事件，个人和家庭日常应该做哪些准备？个人和家庭的日常准备工作可以从以下几个方面进行。

（1）养成良好的卫生习惯：养成良好的个人卫生习惯是预防突发公共卫生事件的基础，如勤洗手、不随地吐痰、咳嗽或打喷嚏时用纸巾或肘部遮挡口鼻等。

（2）加强家庭卫生管理：保持家庭环境卫生，定期对用品进行清洁消毒，避免食用过期或变质的食品，饮用可能污染的水。

（3）学习应急处理知识：在日常生活中，需要学习和掌握一些突发公共卫生事件的应急处理知识，以便在事件发生时能够采取正确的应对措施，如主动学习食物中毒或其他中毒事件相关的自我防护和急救知识。

（4）储备家庭应急物品：家庭中应储备一些应急物品，如口罩、消毒液、体温计等，同时应备一些药物，如解热镇痛药等应急药物，以及日常服用的慢性病药物。这些物品应摆放在易于获取的地方，以便在需要时能够迅速使用。

（5）避免接触家畜、家禽和野生动物：家畜、家禽、野生动物、来源不明动物可能传播疾病，应尽量避免接触，还要避免接触这些动物的唾液、粪便、尿液等排泄物、污染物。确需接触的，应该采取相应的防护措施，如佩戴口罩和手套，及时洗手消毒等。

（6）关注官方信息：密切关注官方发布的相关信息，了解事件最新动态和预防控制措施。避免传播未经证实的信息。外出旅行时，按相关部门提示，谨慎前往传染病流行的国家或地区旅行。

个人和家庭可如何提高应对突发公共卫生事件的知识和技能

个人和家庭想要提高应对突发公共卫生事件的知识和技能，可以了解国家卫生健康委员会发布的《公民卫生应急素养条目》，条目包括每个公民都需要了解和掌握的 12 条相关知识，对于提升我们有效防范应对各类突发事件的意识和能力非常有帮助。

（笃梦雪　向妮娟）

6. **政府**会采取哪些**措施**
应对突发公共卫生事件

关键词

突发公共卫生事件 政府 措施

为了应对突发公共卫生事件，政府及相关部门会采取相应的措施，有些措施可能会给公众的生产、生活与出行造成影响，公众需要及时了解、主动配合。

（1）为了控制传染病疫情、食物中毒、环境污染等事件，政府及相关部门可能会划定风险区范围，实施一些管控措施。

（2）为了避免和管控风险，可能会采取限制或停止集市、集会、演出等人群聚集活动，停工、停业、停课，封闭或封存被传染病病原体污染的公共饮用水源、食品及相关物品等。

（3）为了管控传染源、管理可能传播疫情的接触者及风险人员，需要对传染病患者采取隔离治疗措施，对密切接触者等暴露风险人员采取集中隔离或医学观察措施。

（4）为了防止传染病疫情扩散，可能在铁路、交通、民航等交通站点、出入境口岸设置临时交通卫生检疫站，对有关交通工具、人员、物资、动物等进行检疫查验。

（5）通过发布会、网站、社交媒体等多种渠道，公布事件信息，澄清谣言；发布卫生知识，提高公众自我防护意识和能力。

（6）动员各部门、社区、社会组织及公众等积极开展健康监测、健康教育，做好相关信息的收集、报告，采取相应防控措施。

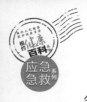

（7）采取保障商品供应、平抑物价、防止哄抢、维持社会治安等措施。

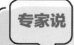

突发公共卫生事件发生时，如何快速了解政府所采取的措施

可以拨打"12320"卫生热线或"12345"市民热线，快速咨询和了解政府所采取的措施，获得专业健康指导和建议。还可以去政府官方网站、官方网络平台等查找政府所采取的措施。

（孟 玲 向妮娟）

7. 为什么有时候需要对公民采取**隔离**或**检疫措施**

大家可能听说过，传染病的传播需要具备三个基本环节：传染源、传播途径、易感人群，缺少任何一个环节，传染病的传播都将被阻断。其中，隔离和检疫是针对人传人传染病采取的控制传染源措施。

隔离（isolation）是对传染源采取的措施，是将具有传染性的传染病患者和感染者的活动范围进行严格限制。在隔离状态下，除医疗卫生人员及保障人员，按要求做好防护的情况下，为被隔离人员提供必要的医学服务和生活保障，需避免被隔离人员与家人、朋友及周围人群的接触，以达到保护其他人群免于感染，阻断疫情的目的。

而对密切接触者采取"集中医学观察、居家健康监测"等措施，属于检疫（quarantine）措施。检疫是对接触或可能接触处于传染期的患者、感染者、动物，以及接触污染的物品、环境的人，而采取的活动限制措施，通过限制其活动范围，以免其感染后传播他人，同时也能在其感染发病后，及时对其采取隔离治疗措施。检疫也可指针对可能污染、侵染的环境和物品等所采取的限制与观察措施。

阻断传染病疫情传播的措施主要有哪些

根据每种传染病的特点及可行的措施，阻断传染病疫情传播还有很多措施。如采取杀灭染疫动物、给易感动物接种疫苗等以控制传染源；不接触传染病患者、不食用污染食物等以切断传播途径；给易感人群接种疫苗、预防性服药等以保护易感人群。

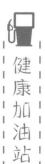
健康加油站

被隔离人员享有哪些权利

《中华人民共和国传染病防治法》规定，疾病预防控制机构、医疗机构不得泄露涉及个人隐私的有关信息、资料。在隔离期间，实施隔离措施的人民政府

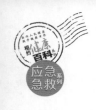

应当对被隔离人员提供生活保障；被隔离人员有工作单位的，所在单位不得停止支付其隔离期间的工作报酬。

（郭文章　施国庆）

8. 为什么有些突发公共卫生事件发生时要进行**疫苗应急接种**

接种疫苗是防控传染病的重要手段，儿童接种的免疫规划疫苗，生活中经常听到的流感疫苗、人乳头瘤病毒疫苗（HPV 疫苗）等都属于常规情况下的疫苗接种，而非常规情况下的疫苗接种称为疫苗应急接种。那么，什么是疫苗的应急接种？为什么要进行应急接种？应急接种的基本原则有哪些？

根据《预防接种工作规范（2023 年版）》，应急接种指的是在传染病暴发、流行时，为控制传染病疫情的蔓延，对目标人群开展的预防接种活动。

通过应急接种，可以迅速提高人群对某种疾病的免疫力，阻断疾病进一步传播，降低疾病发生风险，有效控制疫情的扩散蔓延。应急接种是应对传染病暴发、流行的重要手段，《国家突发公共卫生事件应急预案》《中华人民共和国传染病防治法实施办法》中指出，应急接种是控制传染病及传染病类突发公共卫生事件的措施；《中华人民共和国疫苗管理法》及《预防接种工作规范（2023年版）》等法律法规对应急接种工作开展的背景、疫苗使用计划的制定和上报、疫苗配送、预防接种组织形式及接种率报告和调查等内容进行了规定。

应急接种基本原则如下：①应急接种使用的疫苗，要求接种后产生抗体所需时间短于该病的潜伏期，不会增加不良反应的发生，对潜伏期的患者注射后也没有危险。②应急接种的范围及对象选择要适当，应急接种的对象应是疫区内的易感人群，如不能确定易感者，则对无免疫史的密切接触者和易感年龄组的儿童进行接种。③接种的时间要及时，首发病例出现后尽早开始应急接种，越早越好，接种工作应在疫情尚未蔓延前完成，否则将达不到预期的效果。

应急接种使用的疫苗是安全有效的吗

针对常见多发传染病如麻疹、水痘，应急接种使用的疫苗与常规接种疫苗并无区别，其安全性、有效性在既往的接种实践中已得到充分证实。对于新发传染病，应急接种使用的疫苗也是按照疫苗上市要求经过Ⅲ期临床试验和审批流程，其安全性、有效性能得到充分保障。

（孔庆福　向妮娟）

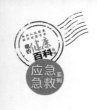

9. 为什么有时候需要采取 停工、停业、停课、疫区封锁的措施

疫区封锁 限制传播 保护群体健康

应对严重传染病疫情时，政府可能会采取停工、停业、停课、疫区封锁等措施，这些措施会给我们的正常生产生活带来较大影响，但为什么我们还要采取这些措施呢？主要原因如下。

（1）通过停工、停业、停课等措施，可以有效降低人们暴露于传染病病原体的风险。在学校、工作场所等人群密集区域，病原体往往更容易通过呼吸道、接触等途径传播。通过限制人员活动，可有效减少人们暴露于病原体的机会，从而减少传染病传播。

（2）传染病一旦暴发，可迅速扩散到更广泛的区域，发病人数将不断增加。通过停工、停业、停课等措施，可降低疫情扩散速度，减少发病人数，进而减轻医疗机构负荷，缓解医疗资源紧张。

（3）通过停工、停业、停课等措施，可以减少老年人、免疫系统低下者、患有基础性疾病人群等接触病原体而导致感染的机会，从而降低其发展至重症，甚至死亡的风险。

（4）传染病疫情可能存在跨地理区域传播的风险，比如跨省或者跨国界传播。疫区封锁能够有效地防止疫情蔓延至其他地区。

停工、停业、停课和疫区封锁等措施不仅能够保护个体健康，更是为了在最短时间内取得疫情防控最佳效果，更好地维护群体健康。

发生疫情时，采取停工、停业、停课、疫区封锁等措施的依据是什么

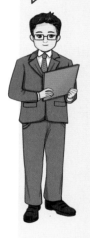

　　《中华人民共和国传染病防治法》第四十二条规定，传染病暴发、流行时，县级以上地方人民政府应当立即组织力量，按照预防、控制预案进行防治，切断传染病的传播途径，必要时，报经上一级人民政府决定，可以采取"停工、停业、停课"等紧急措施并予以公告。根据第四十三条规定，省、自治区、直辖市人民政府可以决定对本行政区域内的甲类传染病疫区实施封锁；封锁大、中城市的疫区或者封锁跨省、自治区、直辖市的疫区，以及封锁疫区导致中断干线交通或者封锁国境的，由国务院决定。

　　　　　　　　　　　　　　　（朱可怡　向妮娟）

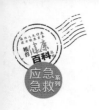

10. 公民可以从哪些途径获知突发公共卫生事件防控的相关知识

我们可以从哪些途径获知突发公共卫生事件防控相关知识？下面是一些分类的具体途径。

（1）官方新闻发布会：新闻发布会向媒体和公众通报突发公共卫生事件的最新情况、相关政策和防控措施等内容。

（2）官方机构网站：主要是卫生健康与疾病预防控制部门的官方网站。如国家卫生健康委员会、国家疾病预防控制局、中国疾病预防控制中心官方网站。

（3）热线电话

1）"12320"卫生热线。

2）部分地区卫生健康主管部门或疾病预防控制主管部门设立的相关热线。

（4）电视频道

电视频道通常会在突发公共卫生事件发生时提供相关报道、专家解读等信息。

1）中央电视台和地方电视台的相关新闻频道或栏目。

2）健康相关频道。

（5）其他官方新媒体平台

1）国务院办公厅：国务院客户端。

2）国家卫生健康委员会：官方微信公众号、官方微博、官方抖音号、国家卫生健康委员会官方客户端。

3）国家疾病预防控制局：官方微信公众号。

4）中国疾病预防控制中心：官方微信公众号、官方微博、官方抖音号。

5）各省市卫生健康委员会官方微信公众号（可根据所在地区查找）。

如何避免不实信息

　　突发公共卫生事件发生后，一些不实信息也会被传播，引发舆情，不利于事件的应对。公众获取信息要以官方及权威机构渠道为准，对未经核实信息，不要转发和传播。

（高　洁　向妮娟）

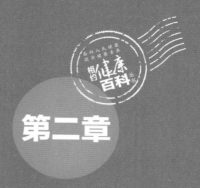

第二章

传染病预防与应对

新发传染病

1. 为什么**新发传染病**日益受到**公众关注**

　　新发传染病通常具有传染性强、传播速度快、流行范围广、难以预测和防范等特点，尤其是疫情早期难以采取有效的应对措施，严重危害公众健康，甚至对经济发展和社会稳定都可能造成严重影响。因此，新发传染病日益受到公众关注。

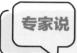

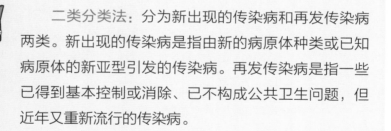

新发传染病分类

　　新发传染病有二类、三类、四类或五类等分类法。

　　二类分类法：分为新出现的传染病和再发传染病两类。新出现的传染病是指由新的病原体种类或已知病原体的新亚型引发的传染病。再发传染病是指一些已得到基本控制或消除、已不构成公共卫生问题，但近年又重新流行的传染病。

　　三类分类法：第一类，某些传染病过去可能不存在，是在人群中新出现的传染病；第二类，某些疾病或综合征在人群中可能早已存在，但并未被人们所认识，近 20 年来才被发现和鉴定；第三类，某些疾病或综合征早已在人群中存在并被人们所认知，只是近年来才发现是传染病。

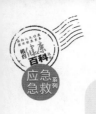

四类分类法：是在三类分类法的基础上，增加了第四类，即某种传染病早已在一些地方流行并已被人们所认识，只是其发病率或发病区域有所增加。

五类分类法：是在四类分类的基础上，把原已流行并已被认识的病原微生物发生变异后所出现的新型别而引起的传染病单列为第五类。

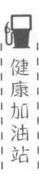

20 世纪 60 年代末到 70 年代中期，新发传染病开始受到关注。20 世纪 80 年代，由于艾滋病等传染病的流行，新发传染病受到了更大的关注。1992 年，美国医学研究所发表一篇关于新发传染病的报告，首次提出"新发传染病"的概念。1994 年，美国疾病控制与预防中心提出了应对新发传染病的防控策略，并于 1995 年创办《新发传染病》杂志；1999 年又进一步提出"预防新发传染病——21 世纪的策略"。1997 年，WHO 将世界卫生日主题定为："全球警惕，采取行动——防范新发传染病"。

（王亚丽）

2. 为什么未来还会出现
传染病大流行

还会出现下一次"大流行"疾病吗？这个问题的答案是肯定的。

出现传染病大流行的原因有很多方面，但最主要的是能导致人感染并发病的病原微生物在持续不断的变异，且变异的方向无法预测，当一种新的病原体传入人群后，由于人群整体缺乏对其的免疫力，就可能引发疾病的传播流行，因此发生"大流行"疾病的风险是持续存在的，下一次"大流行"疾病的到来难以避免。目前，人类的技术水平尚无能力预测下一次大流行疾病的发生时间、传播方式、严重程度、病原体等信息。唯一能做的就是持之以恒地做好疾病的监测，以及大流行的应对准备工作，以期能够更加及时、从容、有序地应对下一次大流行，尽量减少健康和经济损失。

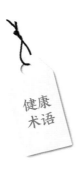

健康术语

大流行： 疾病的"大流行"并非严格的定义，而是一个模糊的概念，一般指的是疾病的影响范围。总的来说，判断一个疾病是否"大流行"，该疾病的传播能力、传播规模、传播速度是考量的主要因素，但是疾病的严重程度目前也被纳入了考量的因素中。WHO 拥有是否宣布"大流行"的最终决定权。"大流行"的宣布主要意义在于，在世界范围内提醒世界各国，需要重视该疾病的防控和治疗，但具体该采取何种措施，由成员国根据自身国情自己掌握。

 什么样的疾病会成为"大流行"疾病

人类历史上曾多次发生传染病大流行，如流感、天花、鼠疫、霍乱等传染病，造成了大量人员死亡。一般来说，能够形成"大流行"的疾病，需要至少具备以下几个前提条件：一是出现新的病原体或是已有的病原体发生新的变异；二是新出现的病原体能在人与人之间持续、快速、有效传播；三是绝大多数人群对新病原体普遍缺乏免疫力。

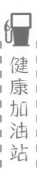

健康加油站

发生"大流行"后，
都有哪些主要的应对措施

目前，应对"大流行"疾病的主要措施可以分为药物性干预措施和非药物性干预措施。其中，药物性干预措施主要包括疫苗和特效药物；非药物干预是旨在通过降低人群接触水平来减少传播的公共卫生措施，主要包括隔离传染源、增加社交距离、做好感染控制、加强健康教育等。

（任瑞琦　李　群）

3. 为什么**出国**时
要警惕传染病**感染风险**

关键词

传染病　境外　疾病　预防

在出国领略异国风情或努力学习打拼的同时，你是否曾关注过旅行相关的传染病呢？由于许多传染病具有地方性流行的特点，身处不同的国家或地区可能会面临不同的疾病感染风险。因此，如果有出境计划，应在出行前认真查阅目的地的传染病流行情况，了解传染病感染风险并有针对性地采取预防控制措施。同时，可向疾病预防控制中心、海关等专业机构了解是否有必要接种特定传染病的疫苗，以尽可能降低在境外期间感染相应疾病的风险。此外，自境外回国后，也需要在一定时期（如 14 天）内做好自我健康监测，如发现自己出现可疑症状，应及早就医，并主动告知接诊医生境外旅居史，以协助诊断和治疗。

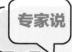

专家说

为什么出国前要接种疫苗

接种疫苗既是前往部分国家之前需要完成的"规定动作"，也是帮助我们抵御疾病的有效手段。出国前需要接种的疫苗，需根据目的地国家的规定及疫情情况而定。一般分为两种情况，一种是在旅行前对常规疫苗的"查漏补种"，如百白破疫苗、乙型肝炎（简称"乙肝"）疫苗、麻腮风疫苗、脊髓灰质炎疫苗、流行性脑脊髓膜炎疫苗、水痘疫苗等；另一种是根据目的

地的情况"针对性加强"，比如前往黄热病疫区需提前至少 10
天接种黄热病疫苗。

（任瑞琦　李　超）

4. 为什么前往一些国家前 要接种**黄热病疫苗**

　　黄热病，多数人可能没听说过，然而它却是一种非常古老的疾病，早在 17 世纪就有其流行的记载。黄热病是一种由黄热病毒引起的经蚊媒传播的急性病毒性出血性疾病，临床表现主要为发热、黄疸、出血等，因此得名黄热病，其病死率为 20%~40%。由于本病主要在拉丁美洲和非洲的热带地区流行，既往鲜在亚洲地区出现，所以一般人对它都比较陌生。我国曾于 2016 年报告 11 例黄热病输入病例，在此之前亚洲从未报告过该疾病。此外，黄热病此前还是 WHO 规定的 3 种国际检疫传染病之一。

　　目前，黄热病没有特效治疗方法，因此，疫苗接种是现阶段黄热病应对的最重要手段。根据《国际卫生条例》，为了有效应对黄热病跨境传播的风险，各国有权要求旅行者提供黄热病疫苗接种证明，全球现有 120 多个国家要求入境人员提供黄热病疫苗接种证明，其中部分国家要求所有入境人员均要提供，其余国家要求来自黄热病流行地区的人员必须提供。公众前往相关国家前，可以先到 WHO 官方网站查询相关国家的规定。

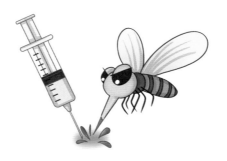

蚊虫叮咬

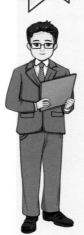

哪些国家存在黄热病流行风险

在非洲和拉丁美洲的 44 个流行国家中，加在一起有逾 9 亿人面临感染风险。在非洲，有 31 个国家约5.08 亿人生活在黄热病感染风险中。其他具有感染风险的人分布在拉丁美洲的 13 个国家中，其中感染风险最大的为玻利维亚、巴西、哥伦比亚、厄瓜多尔和秘鲁。

黄热病疫苗接种后就能立即产生免疫力吗

一般认为，接种疫苗后 5 天可以检测到抗体，在2 周左右达到高峰。接种后 10 天，就可以在人体内产生非常有效的抗体保护。因此，若计划到存在黄热病流行风险的相关国家，最好提前 10 天以上接种黄热病疫苗，以保护自己不被感染。而且，接种一剂次黄热病疫苗足以达到持续免疫、终身防护的效果，不需要加强注射。

（李　超）

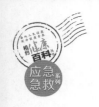

5. 为什么**埃博拉病毒病**
主要流行于非洲

埃博拉病毒病主要流行于非洲的原因如下。

首先，从病毒的发现说起。1976 年，南苏丹的恩扎拉镇和刚果民主共和国的亚布库均发生了埃博拉病毒病暴发疫情。其中，亚布库疫情涉及埃博拉河附近的多个村庄，因此引起此次暴发疫情的病毒得名为埃博拉病毒。埃博拉病毒是一种单股负链 RNA 病毒，单链 RNA 病毒的特点就是较高的变异性。目前，该病毒已发现 6 种亚型，包括扎伊尔型、本迪布焦型、苏丹型、塔伊森林型、莱斯顿型和邦巴利型，各个亚型对人类的感染性和致死性均不相同。

其次，是病毒的来源。非洲果蝠是埃博拉病毒的天然宿主，且果蝠不会因此生病，可感染猿猴和小型羚羊，甚至直接感染人类；此外，在猴子、黑猩猩、其他灵长类动物等身上也发现了埃博拉病毒。

再次，是受医疗条件和文化习俗的影响。非洲地区医疗技术较为落后，一些患者无法被及时诊断，加上一些文化传统，例如触摸死者的尸体，造成疫情在人群中进一步传播。

最后，埃博拉病毒病的潜伏期较长，一般为 5~12 天，导致密切接触者排查和传染源追溯等疫情防控措施的实施难度较大。

专家说 人们是如何感染埃博拉病毒的

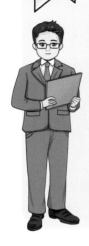

　　人们通过接触受感染的动物（通常在屠宰、烹饪或进食后）而感染。大多数病例是由人际传播引起的，当破损的皮肤或黏膜接触患者的血液、其他体液、分泌物（如粪便、尿液、唾液、精液）时，就会发生感染。如果健康人的破损皮肤或黏膜接触到被污染的物品或环境，包括脏衣服、床单、手套、防护设备和医疗废物（如用过的皮下注射器）等，也可能发生感染。埃博拉病毒感染只能通过实验室检测来确诊。

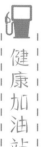
健康加油站

埃博拉病毒病有治疗方法吗

　　支持治疗、口服或静脉补液以及特定症状的治疗，可以提高埃博拉病毒病患者的生存概率。目前正在评估一系列潜在的治疗方法，包括血液制品、免疫疗法和药物疗法。

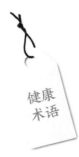
健康术语

　　潜伏期： 即从感染到出现症状的时间间隔。埃博拉病毒病的潜伏期为 2~21 天，一般为 5~12 天。

（黎　丹　王亚丽）

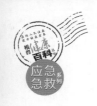

6. 出国时如何预防
埃博拉病毒感染

关键词

埃博拉病毒 预防 流行地区

如何预防埃博拉病毒感染？首先，曾报道埃博拉病毒病暴发疫情的地区主要集中在非洲，前往相关地区时需特别关注以下三个方面。

一是了解埃博拉病毒病的传播方式。埃博拉病毒病主要通过接触患者或感染动物的血液、体液、分泌物和排泄物等，或死亡的患者和动物而感染，普通旅行者暴露于这些的可能性较小；但随着非洲观光和丛林探险等旅游项目的兴起，食用丛林肉等活动中可能因接触到感染动物及其尸体而感染。

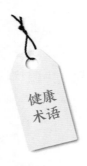

健康术语

病死率： 指一定时期内某种疾病确诊病例中死亡者所占的比例，反映了疾病的严重程度。

二是要做好个人防护。前往埃博拉病毒流行地区的旅客，应避免与患者发生任何接触；若是医务人员，应严格遵守感染防控指南。

三是若怀疑感染，需及时就医。尤其是在近期报告病例地区停留过的人员，需了解本病的症状，一旦出现疾病的征兆及时就医；就诊时应主动告诉医生旅行史及可能的接触情况，以明确感染埃博拉病毒的可能性。

专家说

埃博拉病毒病患者的主要症状有哪些

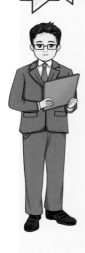

人感染埃博拉病毒后可不发病或呈轻型。典型病例急性起病，主要表现为高热、畏寒、头痛、肌痛、恶心、结膜充血。2~3 天后可有呕吐、腹痛、腹泻、血便等表现。4~5 天进入极期（病情发展最严重的时期），可出现神志的改变，如谵妄、嗜睡等。

非重症患者发病后 2 周逐渐恢复；重症患者在发病数日可出现咯血，鼻、口腔、结膜下、胃肠道、阴道及皮肤出血或血尿，可因出血、肝肾功能衰竭及致死性并发症而死亡；90% 的死亡患者在发病后 12 天内死亡（7~14 天）。

是否有疫苗可以预防埃博拉病毒病

目前，经几内亚的疫苗临床试验和刚果民主共和国的疫情中使用证实，rVSV-ZEBOV 疫苗可以有效预防感染扎伊尔型埃博拉病毒，WHO 免疫战略咨询专家组已建议将这种疫苗作为埃博拉疫情应对的一种工具，通过对患者的密切接触者接种疫苗来控制疫情。

（黎 丹 王亚丽）

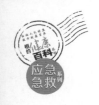

7. **尼帕病毒病**严重吗

关键词

尼帕病毒病 人兽共患 传染病

尼帕病毒病是由尼帕病毒引起的一种人兽共患传染病。通常引起发热、咳嗽、呼吸困难等急性呼吸道症状，或出现头痛、头晕、意识改变、癫痫等神经系统症状，甚至导致死亡。人感染尼帕病毒病死率为 40%~75%，甚至更高，严重危害人类身体健康和生命安全，但尼帕病毒病疫情主要发生在南亚和东南亚国家，我国尚无人感染尼帕病毒病的报告，所以大家对于尼帕病毒病不必过于恐慌。

专家说

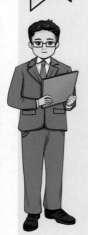

尼帕病毒病有哪些传播途径

尼帕病毒主要通过以下方式传播到人：直接接触被病毒感染的动物（如果蝠、猪、马等）或其体液（如血液、尿液、唾液等）；食用被感染动物的体液、分泌物或排泄物所污染的食品（如被果蝠污染的水果）；密切接触被病毒感染的患者或其体液（包括鼻咽分泌物、尿液或血液等）。尼帕病毒病人际传播主要发生在病例家庭和医疗机构。

尼帕病毒病控制措施有哪些

目前尚无有效的疫苗可以预防尼帕病毒病，控制传染源是预防和控制尼帕病毒病的主要措施。我国主要是防止尼帕病毒病疫情的输入。一方面，对前往疫情国家的出国人员做好相关知识健康宣教，避免接触猪等宿主动物及其体液、分泌物、排泄物等；避免与患者接触；与可疑患者或染疫动物接触时要采取必要的个人防护措施；不要食用可能被果蝠污染的果品，野生果品应在彻底清洗、消毒或剥皮后食用。另一方面，要对来自南亚和东南亚等流行地区的人员、动物和货物做好检疫工作，尤其加强对可疑病例、染疫动物和来自疫情国家或地区的进口食品（猪肉制品、水果蔬菜等）的检疫，口岸检疫部门一旦发现可疑病例或染疫动物，须及时通报卫生健康部门，做好疫情调查和处置。

（王　煊　王亚丽）

8. 为什么人会感染 禽流感病毒

　　禽流感为一种由禽流感病毒引起的动物传染病，主要发生在禽，也可发生在哺乳类动物。禽流感一般情况下不能导致人类感染和发病，但在偶然的情况下，禽流感病毒也会突破种属屏障的限制，感染人类。当禽流感病毒中的某些亚型病毒感染人时，即称为人感染禽流感。目前，人感染禽流感疫情以散发为主，已知能感染人的有 H5、H6、H7、H9 及 H10 亚型病毒中的一些毒株。

感染禽流感病毒的禽类，可以通过呼吸道分泌物、唾液和粪便排出大量病毒。当人类直接接触了携带病毒的动物或者是被病毒污染的环境或物品，就可能感染禽流感病毒。因此，经常与禽类接触的从事宰杀、饲养、加工、贩运等工作的职业人群，以及家庭散养户是禽流感病毒感染的高风险人群。

日常生活中，我们尽量不要直接接触禽类，如果喂养家禽，要注意做好个人防护。

"流感"和"禽流感"有什么区别

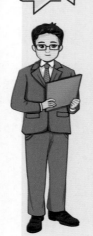

流感病毒是一个很大的"家族"，大概可以分成甲型、乙型、丙型、丁型四种。常见感染人类的流感病毒包括甲型流感病毒的部分亚型、乙型和丙型流感病毒，呈季节性流行。而我们所说的"禽流感病毒"属于甲型流感病毒，不包括乙型和丙型，两者病原体不完全相同。

感染禽流感病毒后，症状严重吗

不同亚型的"禽流感病毒"所致疾病临床表现不尽相同。如 H7N7、H7N3 和 H7N2 亚型主要引起人结膜炎和结膜角膜炎。其他亚型主要引起人呼吸系统的疾病，主要表现为上呼吸道感染、气管炎、肺炎等。人感染 H5N1、H7N9 和 H5N6 型禽流感病例中重症较多，病死率相对较高，而人感染 H9N2 型禽流感病例中轻症居多，极少出现死亡。

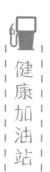
甲型流感病毒的宿主非常广泛，除了人和禽，还能感染多种哺乳动物，包括猪、马、猫及海洋哺乳动物等。历史上，禽流感病毒通过在中间宿主体内与哺乳动物流感病毒发生基因重配，造成了多次全球流感大流行，包括 1957 年 H2N2 流感、1968 年 H3N2 流感以及 2009 年甲型 H1N1 流感大流行。

（任瑞琦 李 超）

9. 会导致婴儿**小头畸形**的**寨卡病毒病**有哪些**传播途径**

什么是小头畸形？这种婴儿的头围显著小于相同胎（月）龄及同性别婴儿的平均头围，通常会在生长过程中遇到不同程度的大脑发育困难，可同时合并其他重大出生缺陷及多种神经系统并发症。自 2015 年南美洲寨卡病毒病疫情暴发以来，研究证实寨卡病毒病与新生儿小头畸形及胎儿死亡之间存在关联。

导致婴儿小头畸形的寨卡病毒病有哪些传播途径？寨卡病毒主要通过蚊子叮咬传播，已明确的人际传播途径包括：性传播（男性可以传播给其女性性伴，尚未发现女性传播给男性）、垂直传播（可由怀孕的母亲传播给胎儿，但传播概率尚不清楚）、血液传播（包括输血、血液制品及器官移植等，但已报告的病例数较少）。目前，尚未发现寨卡病毒可以通过哺乳进行传播。

怎样预防寨卡病毒感染

目前尚无疫苗可用于预防或治疗寨卡病毒感染。建议尽量避免到寨卡病毒病的流行地区。若必须前往，需要做好防蚊措施。

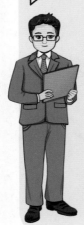

若出现可疑症状，怀疑感染了寨卡病毒，应到当地医疗机构检查确认。WHO 建议，从寨卡病毒流行地区返回的男性在 3 个月、女性在 2 个月内应避免性行为或性生活时使用安全套（安全性行为），防止传播其性伴侣。

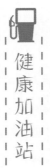

健康加油站

如何诊断小头畸形

中期妊娠（孕第 13~27 周）的后期或晚期妊娠（孕第 28 周及其后）的前期，可应用超声波技术、MRI 扫描发现患儿的头围测值及脑容量，低于正常同龄胎儿。

新生儿出生后可测量头围，其值与同年龄同性别儿童的头围参考值进行比较以筛查小头畸形患儿。测量应在新生儿出生至少 24 小时后进行，以排除产道挤压对头围的影响，并注意性别、民族和年龄的修正。

若怀疑新生儿为小头畸形，应开展辅助检查以协助诊断（CT 或 MRI 平扫），明确婴儿的大脑结构情况和其他合并异常。

（黎　丹　王亚丽）

10. 猴痘可以通过日常接触传播吗

猴痘是由猴痘病毒（monkey pox virus，MPXV）感染所致的一种人兽共患病，与天花症状相似。1958 年首次在猴子中发现该病毒。1970 年在刚果民主共和国一名疑似天花患者的标本中首次分离到猴痘病毒，为首例确诊的人类猴痘病例。此后猴痘主要在非洲中、西部国家流行，人类主要通过接触染疫动物而感染。2022 年 5 月开始，全球暴发猴痘疫情，截至 2023 年底，共有 116 个国家和地区报告了超过 9 万例猴痘病例，本轮疫情主要波及男男性行为人群。2022 年 9 月 16 日我国报告首例猴痘输入病例。

猴痘病毒主要通过直接接触病例的病变皮肤或黏膜，或通过接触被病毒污染的物品感染，密闭空间内长时间近距离与感染者交谈（飞沫传播）也可能造成感染。因此，猴痘的传播更多是在亲密接触的情况下发生的，特别是持续时间较长的触摸、拥抱或接吻等行为，都可能导致感染。而日常生活中，如握手、工作接触或共同就餐等接触，传播风险较低。

什么人容易感染猴痘

所有人均对猴痘病毒易感。但与猴痘患者生活在一起或与之有密切接触（包括性接触）的人（包括男男性行为人群、接触猴痘患者的医务工作者，以及猴痘感染者的配偶等人群）感染风险较高。

如何预防猴痘感染

减少与确诊或可能的猴痘感染者密切接触，特别是性接触。尽可能避免与陌生人发生性接触。与性伴分享猴痘相关知识，提高身边人员对于猴痘的认知程度，更有利于预防猴痘感染。

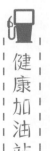

健康加油站

猴痘是否有发生大流行的风险

只有与感染的人或动物的皮肤或黏膜直接接触，或与感染者长时间面对面，以及接触被病毒污染的环境，才可能感染猴痘病毒。普通公众接触病毒的机会较少，因此猴痘病毒在人群中广泛传播而导致大流行发生的可能性较低。但每个人都要有预防猴痘的意识，避免接触猴痘病毒。

猴痘与天花、水痘有什么关系

首先，从临床表现来看，猴痘的临床表现类似于天花和水痘，但其传染性不如天花强，引起的症状也较轻，淋巴结肿大为猴痘区别于天花、水痘和麻疹的一个临床特征。

其次，猴痘病毒、天花病毒都属于痘病毒科正痘病毒属，猴痘病毒和天花病毒之间存在交叉免疫，接种天花疫苗（即牛痘疫苗）对猴痘有一定预防作用。水痘是由水痘 - 带状疱疹病毒引起的，属于疱疹病毒科。猴痘病毒与水痘病毒不是同属病毒，感染过水痘或接种过水痘疫苗不会产生对猴痘病毒的交叉免疫保护作用。

（白文清　李　超）

关键词

猴痘　病毒　感染

11. 为什么**感染猴痘**后应该**及时就诊**

猴痘是一种自限性疾病，且临床症状通常较轻，主要包括发热、剧烈头痛、肌肉疼痛、背痛、乏力、淋巴结肿大、皮疹或皮损等。既然猴痘可以自愈，为什么感染猴痘后还要及时就诊呢？

首先，需要明确诊断，由于猴痘和其他出疹性疾病在早期不容易区分，所以需要及时就诊，以确定实际病因。其次，虽然大部分人呈轻症表现，但仍有些人感染猴痘后可能会导致严重并发症，甚至死亡，如人类免疫缺陷病毒（HIV）感染者、新生儿、儿童和孕妇等人群，出现严重临床结局的风险较高。

所以，一旦出现发热、出疹等可疑症状，应立即就近前往医疗或疾控机构向医务人员咨询或寻求检测，并主动告知过去 21 天的高危接触史。如果最终猴痘病毒检测结果呈阳性，请按照医务人员的治疗方案进行规范治疗，同时配合疾控机构的调查，并遵照相关管理规定接受在院或居家隔离治疗，直至病情康复，并防止传染别人。

猴痘如何诊断

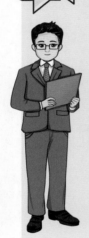

猴痘确诊的最终方式是实验室诊断，检测的样本是病例皮疹、疱液、痂皮、口咽或鼻咽分泌物等。此前，医务人员会基于流行病学史和临床表现判断患者是否存在感染风险，同时排除其他发热出疹性疾病，如水痘、带状疱疹、单纯疱疹、麻疹、登革热等。此外还要和皮肤细菌感染、疥疮、梅毒和过敏反应等鉴别诊断。

猴痘的治疗方法有哪些

猴痘感染者的治疗以对症支持治疗为主，包括止痛退热、皮疹护理和营养支持等，特别是要防护因皮疹、皮肤破损所引发的继发感染。

（白文清　李　超）

12. 如何预防
西尼罗病毒病

关键词

西尼罗病毒病　蚊媒　监测

西尼罗病毒病是由西尼罗病毒引起的蚊媒传播人兽共患病，主要分布于非洲、欧洲、中东、北美和西亚等国家和地区。我国首次于2011年在新疆蚊子中分离到多株西尼罗病毒，并通过血清学调查证实了当地既往存在人间西尼罗病毒感染。

西尼罗病毒储存宿主为鸟类，终末宿主为马和人，主要通过尖音库蚊等蚊媒传播。通过器官移植或输血、母婴传播和实验室暴露等方式也可造成感染。人类对该病毒普遍易感，野外作业者如农民、森林工人、园林工作者、建筑工人或旅行者等是感染的高危人群。

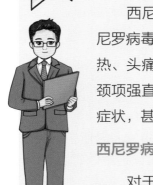

西尼罗病毒病临床症状

西尼罗病毒病潜伏期通常为3~14天。人感染西尼罗病毒后，约20%会出现临床症状，主要表现为发热、头痛、肌肉疼痛、关节痛等，极少数感染者出现颈项强直、昏睡、昏迷、抽搐、麻痹等脑炎（脑膜炎）症状，甚至引起死亡。

西尼罗病毒病可以通过接种疫苗预防吗

对于西尼罗病毒病目前仅有马用疫苗，而尚无特异性人用疫苗，也无特异性抗病毒药物。

（王　煊　王亚丽）

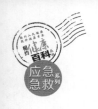

13. 为什么去中东国家旅行

不要与骆驼接触

中东呼吸综合征（MERS）是人感染中东呼吸综合征冠状病毒（MERS-CoV）后所引起的呼吸道传染病，主要通过飞沫经呼吸道传播，也可以通过密切接触患者的分泌物或排泄物而传播。此外，人通过接触含有病毒的单峰骆驼的分泌物、排泄物（尿、便）、未煮熟的乳制品或肉也可能造成感染。近年报告的中东呼吸综合征病例多由于接触单峰骆驼或饮用生骆驼奶等感染，并多发于沙特阿拉伯等中东国家，我国仅在 2015 年报告 1 例自韩国输入病例。

所以，对于我国民众来说，如果去存在单峰骆驼的国家旅行，建议不要去骆驼养殖场，或与单峰骆驼接触，或饮用生骆驼奶，同时不要与当地中东呼吸综合征患者接触，以防止感染。

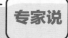

专家说

中东呼吸综合征临床表现

中东呼吸综合征潜伏期为 2~14 天。早期主要表现为发热、畏寒、乏力、头痛、肌痛等，随后出现咳嗽、胸痛、呼吸困难，部分病例还可出现呕吐、腹痛、腹泻等症状。重症病例多在 1 周内进展为重症肺炎，可发生急性呼吸窘迫综合征、急性肾衰竭，甚至多器官功能衰竭而死亡。部分病例可无临床症状或仅表现为轻微的呼吸道症状，无发热、腹泻和肺炎。中东呼吸综合征的病死率约为 35%。

中东呼吸综合征重症高危因素有哪些

年龄大于 65 岁、肥胖、患有基础性疾病为重症高危因素，感染后容易发展为重症，甚至死亡。

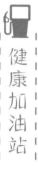

健康加油站

目前，已知的能感染人的冠状病毒共七种，其中 SARS-CoV、MERS-CoV 和 SARS-CoV-2 病毒感染通常引起人急性呼吸道症状，症状较重者可造成死亡，而 HCoV-229E、HCoV-OC43、HCoV-NL63 和 HCoV-HKU1 这四种冠状病毒通常引起人普通感冒症状，症状较轻。

（王　煊　王亚丽）

14. 旅游**回国后**出现**发热**等症状应该**怎么办**

从境外尤其是当地有传染病暴发流行的国家回国时，如出现发热等症状，应主动向海关入境检疫部门报告，并主动配合检疫部门做好入境检疫，包括如实填写健康申报卡、体温复测，必要时配合做好传染病筛查和隔离治疗等工作。

入境后应做好自我健康监测，若出现发热等症状，应及时至医疗机构就诊，并主动向接诊医生报告近期出国旅行史，若伴有咳嗽、咳痰、胸闷等呼吸道症状，则就诊期间最好佩戴口罩。

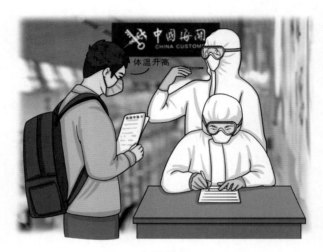

入境检疫

为防范境外感染传染病，出国旅行前可通过登录中国疾病预防控制中心或海关总署等相关网站，了解目的地的疫情信息和相关疾病预防知识，并根据旅行卫生建议，做好出发前准备。如前往蚊媒传染病流行国家，可携带防蚊灭蚊用品或药物，前往霍乱、黄热病等国际检疫传染病流行国家，须到海关总署国际旅行保健中心接种相关疫苗。出国旅行期间，应根据当地传染病疫情流行状况，有针对性地做好防护措施。

（王　煊　王亚丽）

二

呼吸道
传染病

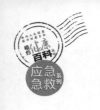

15. 为什么引起**大流行**的主要是**呼吸道病毒**

　　20世纪以来，人类共经历了5次传染病大流行，即1918年H1N1流感、1957年H2N2流感、1968年H3N2流感、2009年甲型H1N1流感和2020年新冠病毒感染疫情，这5次大流行均由呼吸道病毒导致。为什么引起大流行的主要是呼吸道病毒呢？原因主要有以下几个方面：一是部分呼吸道病毒主要通过咳嗽、打喷嚏等方式产生的呼吸道飞沫传播，亦存在气溶胶传播，甚至接触传播等方式，传播途径极易实现，且不可能彻底切断传播途径；二是流感病毒、新冠病毒等曾经导致大流行的呼吸道病毒都是RNA病毒，RNA病毒的遗传物质更容易发生变异，出现导致大流行的新亚型/型别病毒的可能也就更大，而人群普遍对新亚型/型别的病毒易感，加之传播途径极易实现，大流行的发生也就具备了条件；三是流感、新冠病毒感染存在一定比例的无症状感染者，无法全部识别传染源，因此对发现和管理全部传染源带来极大挑战。

如何应对呼吸道病毒大流行

　　当发生呼吸道病毒大流行时，政府和公共卫生机构会采取综合性的措施，如加强监测、隔离感染者、加强消毒等，以控制病毒的传播。科研部门会加速研发针对本次大流行呼吸道病毒的疫苗和药物，用于保

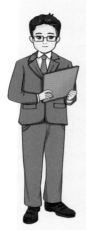

护易感人群和治疗患者。此外，呼吸道病毒大流行会对全球健康和社会发展带来巨大影响，是全球面临的挑战，需要国际社会共同合作，分享经验和资源，共同应对疫情。

针对普通公众，建议采取以下措施。

（1）加强个人卫生：勤洗手、戴口罩、保持社交距离等措施可以有效减少病毒的传播。

（2）增强免疫力：保持健康的生活方式，如良好的饮食、充足的睡眠、适量的运动等，可以增强免疫力，降低感染病毒的风险。

（3）遵循卫生部门的指导：密切关注当地卫生部门和政府发布的指南和建议，遵守相关的防控措施和要求。

（谢怡然　彭质斌）

关键词

秋冬季　冬春季　呼吸道传染病　高发

16. 为什么**呼吸道传染病**在**秋冬季**和**冬春季**易高发

呼吸道传染病在秋冬季和冬春季容易高发，考虑主要包括以下几个方面的原因：一是寒冷季节更利于多数病原体的存活。不少呼吸道传染病的病原体其实是比较脆弱的，它们大多有相似的致命弱点，那就是怕光（日光中的紫外线）、怕热。所以在阳光充足、气温较高的季节，它们在外环境中的存活时间可能就比较短，不容易造成传播流行，而寒冷季节更利于其存活和传播。二是空气流通性降低，有利于传染源传播。冬季气候寒冷，门窗关闭，空气流通性差，一旦有传染源，容易造成病原体传播。三是寒冷季节鼻黏膜抵抗力下降，病原体更容易侵入人体。寒冷的空气会使鼻黏膜的血管收缩，降低呼吸道的防御能力，使得病菌更容易侵入人体。四是寒冷季节室内活动多，增加了感染的机会。寒冷季节人们在室内的活动增多，如聚会、聚餐等，活动范围较为集中，互相接触较为密切，从而增加了感染的机会。

 当家中既有幼童又有老年人时，在呼吸道传染病高发季节有哪些特别需要注意的防护事项

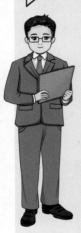

秋冬季和冬春季是呼吸道传染病的高发季节，幼童免疫系统还不健全，老年人免疫功能相对弱化，在保持良好的个人卫生习惯、环境清洁卫生等基础上，需要重点加强以下防护措施：一是对于疫苗可预防性呼吸道传染病来说，尽早开展疫苗接种。接种疫苗可有效减少感染，降低重症的发生风险，是预防传染病最有效、最经济的手段，幼童、老年人应在高发季到来前尽早开展新冠病毒疫苗、流感疫苗、肺炎球菌疫苗等疫苗接种。二是在呼吸道传染病高发季节，幼童、老年人应尽量避免前往环境密闭、人员密集场所，确需前往时，要科学佩戴口罩，降低感染呼吸道传染病的风险。三是加强对幼童、老年人的日常健康监测，出现发热、咳嗽等呼吸道传染病症状时，应尽早就医，遵医嘱科学安全用药。此外，家庭中出现呼吸道传染病患者时，要尽量避免近距离接触其他成员，尤其是避免接触家中幼童和老年人。当家长带有发热、咳嗽等呼吸道传染病症状的患儿去医院就诊时，应同时做好患儿及自身的防护，避免交叉感染。

（彭质斌　张彦平）

关键词

17. 为什么**秋冬季**和**冬春季****儿科门诊**就诊人数明显增加

秋冬　冬春　传染病　儿童

　　每到秋冬和冬春季节，经常见到家长们带着孩子在儿科门诊排起长队，这是因为多种小儿传染性疾病在这个季节流行。为什么儿童传染性疾病多发生在秋冬和冬春季节呢？

　　首先，是环境因素。秋冬季和冬春季气温比较低，孩子们多集中在室内活动，互相接触的机会较多。同时，室内门窗关闭时间较长，空气不流通，给部分病菌的繁殖创造了一定的有利条件，并且病原体难以随空气流通快速稀释，吸入感染的可能性增加。此外，有些沉降在食具、用具、玩具等表面的病原体，也可以通过间接接触传播。其次，是气候因素。秋冬和冬春季节时暖时寒，早晚温差大，天气干燥，当人们从温暖的室内外出时，骤然吸入大量冷空气，刺激呼吸道黏膜，使局部毛细血管收缩，血流量减少，呼吸道的免疫球蛋白及吞噬细胞功能也随之降低，黏膜上皮的纤毛运动减弱及净化和防御机能降低。这时，潜伏在呼吸道内的各种病原体便会乘虚而入，一些免疫力较弱的儿童就会引发疾病。最后，是人群流动性强。秋冬和冬春季节假日较多，旅游、探亲、访友增加了人群聚集的机会，给疾病的广泛传播创造了适宜的条件。

常见的秋冬和冬春季儿童传染性疾病

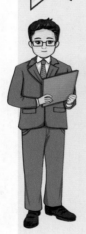

常在秋冬和冬春季流行的呼吸道病原主要有病毒（如流行性感冒病毒、呼吸道合胞病毒、人偏肺病毒、麻疹病毒、水痘病毒、风疹病毒、腮腺炎病毒等）、细菌（如百日咳鲍特菌、引发猩红热的 A 族 β 型溶血性链球菌和流行性脑脊髓膜炎的脑膜炎奈瑟菌等），以及肺炎支原体、衣原体等；还有如诺如病毒感染这样的肠道传染病也在冬春季高发。上述病原体导致的传染病中，流感、麻疹、水痘、风疹、流行性腮腺炎、百日咳和流行性脑脊髓膜炎均有疫苗可预防。

家长们应该如何应对

首先，要注意孩子的日常护理，避免着凉，保持室内空气流通，多让孩子喝水，规律作息，多吃蔬菜水果，增强孩子的免疫力。其次，要减少孩子接触传染源的机会，如避免带孩子去人群密集的场所、勤洗手、保持个人卫生等。最后，如果孩子出现病症，要及时就医，遵医嘱进行治疗。

（秦　颖　赵宏婷）

18. 为什么**托幼机构**、**中小学校**等场所易暴发**呼吸道传染病**

呼吸道传染病是指病原体从人体的鼻腔、咽喉、气管和支气管等呼吸道感染侵入而引起的有传染性的疾病，其具有传染性较强、传播速度较快的特点，主要通过空气或飞沫传播，也可以通过接触受病原体污染的物品感染。托幼机构和中小学校容易发生呼吸道传染病暴发的主要原因包括以下几个方面。

一是托幼机构、中小学校等场所人员密集、接触频繁，易造成多种病原体的持续传播。

二是在冬季为了保暖，学校教室常门窗紧闭，通风较少，有利于病原体在室内积聚，加之寒冷季节学生在教室内的时间较长，导致学生们的感染风险增加。

三是儿童免疫系统尚未发育完全，且可能因疫苗接种尚未完成和没有既往感染经历而缺乏针对特定病原的特异性抗体。因此机体在受到病原体的感染后免疫力较弱，不能有效应对病原体的侵袭，罹患疾病的风险较成人高。

四是幼龄儿童和低年级学生尚未建立良好的卫生习惯，难以做到勤洗手、咳嗽礼仪以及不用手触碰口鼻等，容易造成呼吸道病原体的感染。

五是部分家长和学校缺乏预防呼吸道传染病的意识，如出现呼吸道症状后仍让孩子带病上学，学校也未及时开展晨午检等，导致疾病的校内传播。

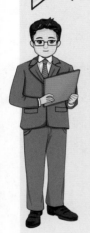

专家说

托幼机构、中小学校等场所如何预防呼吸道传染病

托幼机构、中小学校等场所一直以来都是呼吸道传染病聚集性疫情的高发场所，因此如何预防此类场所的呼吸道传染病暴发尤为重要，建议做好以下几项工作。

一是做好教室的通风换气，每天定时开窗让空气流通。在天气寒冷时，可以在课间休息时开窗通风，或者使用空气净化器等设备来净化空气。

二是做好教室的环境卫生，定期进行清洁和消毒。

三是做好学生的健康教育，让学生了解呼吸道传染病的预防知识，提高学生的预防意识，帮助学生养成良好的卫生习惯，科学佩戴口罩，注意手部卫生，倡导健康的生活方式，膳食均衡，适量运动，外出注意保暖。

四是做好呼吸道传染病疫苗的预防接种，对流感、水痘、流行性腮腺炎、风疹、麻疹等，应按接种要求及时和全程接种疫苗。

五是做好学生晨午检、师生因病缺课／缺勤登记等工作，发现患儿应及时通知家长，避免学生和教职员工带病上课或上班。

（郑建东　彭质斌）

19. 常见的呼吸道传染病**病原体**有哪些

通常提及的呼吸道传染病包括一大组由病毒、细菌、支原体等病原体从人体的鼻腔、口腔、气管和支气管等呼吸道侵入而引起的传染性疾病。比较常见的呼吸道传染病包括由病毒引起的流感、新型冠状病毒感染、麻疹、流行性腮腺炎、风疹、水痘等，细菌引起的流行性脑脊髓膜炎、百日咳、白喉等，以及由肺炎支原体引起的肺炎等疾病。

专家说　**如何预防呼吸道传染病**

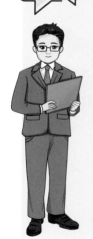

　　面对如此繁多的呼吸道传染病，该如何进行预防呢？一般来说，预防传染病最经济、有效的方法是接种疫苗，然而，在众多的传染病中，只有一小部分是有疫苗可供使用的。目前，我国的疫苗可预防的呼吸道传染病有流感、麻疹、腮腺炎、风疹、水痘等病毒性传染病和流行性脑脊髓膜炎、百日咳、白喉、肺炎球菌感染、流感嗜血杆菌感染等细菌性传染病。采取日常防护和公共卫生措施也可以有效减少呼吸道传染病的感染和传播。

　　一是养成良好的卫生习惯。咳嗽或打喷嚏时遮住口鼻，注意手卫生，尽量避免习惯性地触摸眼、鼻、

口。二是保持健康的生活方式。适当进行体育锻炼，增强体质，提高身体抵抗力。保证充足的营养，注意营养均衡。三是尽量少去人群密集的公共场所，特别是空气流动不畅的密闭场所。前往时建议佩戴口罩，并注意及时更换。四是减少接触出现呼吸道症状的人，接触时注意个人防护，如佩戴口罩或保持一定距离。五是做好室内通风换气。在护理患者时要佩戴口罩，同时做好家庭环境清洁消毒工作。

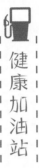

健康加油站

出现发热呼吸道症状该怎么办

一是重症风险人群。比如老年人、幼儿、慢性病患者、孕妇等，一旦出现发热、咳嗽或咽痛等呼吸道症状，建议尽早就医治疗，减少严重并发症发生的概率。二是非重症风险人群。症状轻微，应居家休息，不带病上班、上课，避免传染给其他人员；如果出现症状进行性加重，如高热不退、气促或呼吸困难等，须尽快去看医生，遵医嘱服药，不可盲目使用和滥用药物。

（郑建东　彭质斌）

20. 为什么接种过**卡介苗**还可能得**肺结核**

　　卡介苗是目前唯一被认可并广泛应用于预防结核病的疫苗，它对于预防儿童重症结核病（主要为结核性脑膜炎、粟粒性肺结核）效果显著，但对成人肺结核的保护作用并不理想。在新生儿时期接种卡介苗，疫苗的保护水平最高，可使儿童重症结核病减少90%。卡介苗的保护作用会随时间的延长而衰减。有研究显示，卡介苗的保护效果在接种后5年内达80%，接种后10~15年仅为59%，超过15年后，卡介苗的作用就很有限了，而且此时再接种1剂，也不能显著提高保护效果。肺结核发病人数在青少年和成人中升高，可能与疫苗的保护效果衰减有一定关系，但也有众多假说认为，可能是由于卡介苗预防肺结核的保护效果不足。卡介苗在全球使用已超过一个世纪，40多亿人接种过，但至今未有任何一个国家或地区消灭肺结核，甚至有些地区肺结核的发病率在回升，研制和开发预防结核病的新疫苗势在必行。

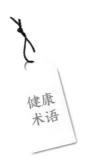

健康术语

结核菌素试验：又称PPD试验，是测定人体对结核抗原的迟发型变态反应，以确定是否受过结核菌感染或接种卡介苗后产生变态反应的方法。一般应用皮肤试验，指在前臂屈侧皮内注射结核菌素，并在注射后48~72小时根据注射部位的皮肤状况判断结核分枝杆菌感染所致Ⅳ型超敏反应的皮内试验，注射部位形成的局部硬结<5mm者视为阴性。该试验对诊断结核病和测定机体非特异性细胞免疫功能有参考意义。

专家说 出生时未接种卡介苗的儿童应该如何补种

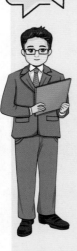

卡介苗只需要接种一剂。宝宝在产科出生后即可进行接种。如出生时未接种卡介苗，可根据《国家免疫规划疫苗儿童免疫程序及说明（2021年版）》进行补种：小于3月龄的，可以直接补种；3月龄~3岁儿童，如果结核菌素试验阴性应当进行补种；大于或等于4岁儿童不予补种。

哪些儿童不能接种卡介苗

HIV感染母亲所生儿童在出生后暂缓接种卡介苗，当确认儿童未感染HIV后再进行补种；当确认儿童HIV感染后，不再接种卡介苗。

（闫婷婷 郑 徽）

21. 为什么**肺结核患者**一定要坚持完成**全疗程治疗**

肺结核是常见的慢性呼吸道传染病，其致病元凶是结核分枝杆菌，简称"结核菌"，这种细菌在人体内繁殖，可引起咳嗽、咳痰、咯血、呼吸困难等症状，严重的甚至可发生呼吸衰竭和死亡。同时，肺结核患者通过咳嗽、打喷嚏、大声说话等，能把结核菌播散到空气中，健康人吸入后，有可能被感染而发病。结核菌比较顽固，很难通过短时间的治疗清除，要想彻底杀灭它，就一定要按照医生制订的治疗方案，坚持完成全部治疗疗程，不可自行停药。不遵医嘱，不但无法治愈，还会引起难治的耐药结核病，对健康造成更大危害。因此一旦确诊为肺结核，一定要坚持完成全疗程治疗。

专家说

肺结核的治疗周期一般有多长

普通肺结核的治疗一般需要 6 个月，耐药结核病的治疗周期比较长，有时需要 18~20 个月。

肺结核可以治愈吗

得了肺结核，坚持规范治疗，绝大多数患者是可以治愈的，自己恢复健康，也能避免传染他人。

什么是耐药结核病

肺结核患者感染的结核菌，对一种或一种以上的抗结核药物产生耐药性，就是耐药结核病。得了耐药结核病，患者治疗周期长、治愈率低、治疗花费大。

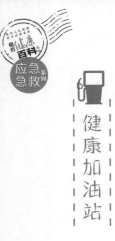

肺结核治疗的五项原则

肺结核治疗的五项原则是早期、联合、适量、规律、全程。

早期：指一旦确诊应立即进行抗结核治疗，尽快清除病灶和治愈，减少传播。

联合：指使用多种抗结核药物，避免单一药物产生耐药性。

适量：指用药剂量要保证治疗效果，不足量则无法有效杀菌，量过大会产生毒副作用。

规律：指应遵医嘱按时、按量用药，避免漏服或误服。

全程：指需完成全部治疗疗程，不得中途停药或自行更改治疗方案。

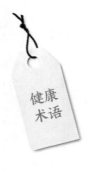

健康术语

结核病：也叫"痨病"，由结核分枝杆菌引起，人体除头发和牙齿外，身体各个脏器和组织都可发生结核病，但以肺结核最为常见，占80%以上。肺结核也叫"肺痨"，是当前严重危害公众身体健康的慢性呼吸道传染病，也是我国重点防控的重大传染病。

（屈　燕　尹遵栋）

22. 流感和普通感冒有什么区别

当我们谈论流感（即流行性感冒）和普通感冒时，虽然它们都是呼吸道疾病，可能会出现咳嗽、咽痛、发热等相似的症状，但两者是完全不同的疾病，应结合流行病学史、临床症状和病原学结果鉴别。一表教你区别流感与普通感冒。

流感与普通感冒的区别

特征	流感	普通感冒
病原体	流感病毒	鼻病毒、副流感病毒、普通冠状病毒等
传染性	强	弱
季节性	明显	不明显
发热程度	常见高热（39~40℃），伴寒战	不发热或轻中度发热，寒战不常见
全身症状	全身症状明显，主要表现为高热、头痛、疲倦乏力，全身肌肉酸痛等	上呼吸道症状明显，如流涕、打喷嚏、鼻塞、嗓子疼等
病程	通常 7~10 天	通常 3~5 天

专家说 如何判断是否得了流感

流感的症状是临床常规诊断和治疗的主要依据，如果出现发热、咳嗽、咽痛、流涕、鼻塞、身体疼痛、头疼、寒战、疲乏、腹泻、呕吐等症状，可能患有流

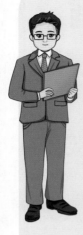

感。但由于流感的症状、体征缺乏特异性，易与普通感冒和其他上呼吸道感染相混淆。流感确诊有赖于实验室诊断，检测方法包括病毒核酸检测、病毒分离培养、抗原检测等。

流感可以自愈吗，什么情况需要去医院

流感一般可以自愈，一般轻症患者在出现症状后，建议居家休息，保持房间通风。充分休息，多饮水，饮食应当易于消化和富有营养。尽量减少与他人接触，以避免传染。治疗重点是缓解如发热、咳嗽等的流感样症状，患者应密切观察病情变化，一旦出现持续高热，伴有剧烈咳嗽、呼吸困难、神志改变、严重呕吐与腹泻等重症倾向，应及时就诊。

孕妇、儿童、老年人以及慢性病患者等流感高危人群，感染流感后更容易导致重症，应尽快就医、尽早在医生的指导下使用抗病毒药物（神经氨酸酶抑制剂类药物，如奥司他韦、帕拉米韦；聚合酶抑制剂类药物，如玛巴洛沙韦等；抗生素对流感病毒无效）。

（谢怡然　王大燕　彭质斌）

23. 流感**季节性流行**和流感**大流行**有什么区别

流感病毒可分为甲、乙、丙和丁型 4 种型别，其中甲型和乙型流感病毒可引起季节性流行。所谓季节性流行，指的是流感在某个特定季节或时间段内发生频率增加的现象。长期监测发现，甲型流感病毒中的 H1N1 亚型、H3N2 亚型，以及乙型流感病毒中 Victoria 谱系和 Yamagata 谱系在全球交替流行，但自 2023 年 3 月以来再也没有确证检测到自然存在的乙型 Yamagata 谱系流感病毒。北半球流感一般在每年 10 月至次年 3 月多发，南半球在每年 4—9 月多发。

流感大流行由甲型流感病毒引起，通常是甲型流感病毒出现新亚型或者时隔多年旧亚型重现。由于人群对其普遍缺乏免疫力，病毒快速传播，在短时间跨越省界、国界甚至洲界形成全球范围内的广泛流行，称为流感大流行，通常会给人类健康带来灾难性的打击。

因此，虽然流感季节性流行和流感大流行都是由流感病毒引起，但它们在病毒亚型、传播速度、流行范围以及社会影响等方面存在显著差异。

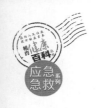

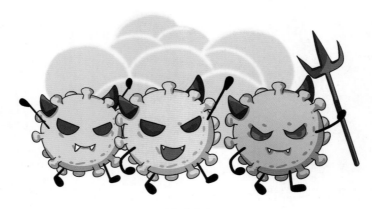

流感病毒

接种流感疫苗可以避免流感大流行的发生吗

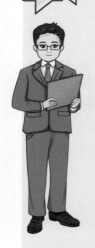

通常我们每年接种的流感疫苗是指预防季节性流感病毒的疫苗。正如前面提到的，导致流感大流行的流感病毒通常是一种新出现的甲型流感病毒亚型或者时隔多年重现的流感病毒旧亚型，接种针对季节性流感病毒的流感疫苗不能有效预防大流行性流感病毒的感染和发病。尽管接种流感疫苗不能避免流感大流行的发生，但保障流感疫苗的产能和新型流感疫苗的研发对于流感大流行的防控具有重要的意义。一旦发生流感大流行，可以尽快研制出相应的流感疫苗，进而投入生产和广泛使用。

（杨孝坤　王大燕　彭质斌）

24. 为什么建议**每年**都要
接种流感疫苗

　　提到疫苗，大家应该不陌生，因为从出生的那一刻开始，我们就需要接受一系列的疫苗接种，刺激机体产生相应的抗体，获得疫苗所针对疾病的免疫力。"接种流感疫苗"是预防流感病毒感染的最经济、有效的手段。然而，不少小伙伴会有这样的疑问"为什么卡介苗、脊髓灰质炎疫苗、百白破疫苗等其他疫苗只需要接种 1 剂次或者最多 4 剂次就可以了，但流感疫苗却建议每年都要接种呢？"

　　建议每年都要接种流感疫苗的原因主要包括：一是流感病毒容易变异，发生变异的流感病毒可以再次感染先前已获得免疫的个体，这是每年流感季节性流行的根本原因。看似每年重复接种的流感疫苗，其所含的组分每年都会调整、更新。二是流感疫苗的保护作用会随着时间的延长而减弱。通常在接种流感疫苗 6~8 个月后抗体滴度开始下降，预防效果减弱。

专家说　**哪些人容易得流感**

　　人群对流感病毒普遍易感，儿童感染流感病毒的风险高于其他人群。但老年人、患慢性基础性疾病的人群、孕妇、5 岁以下儿童等感染流感病毒后发生并发症的风险高于其他人群，尤其是患有基础性疾病的老年人。

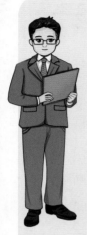

哪些人需要接种流感疫苗

建议所有 6 月龄及以上且无接种禁忌的人都应接种流感疫苗。

什么时候接种流感疫苗

为了在流感高发季节前获得保护，应当在当年流感疫苗上市后尽快接种，最好在流感流行季来之前完成免疫接种。如果在流行季前未接种，那么整个流行季节都可以接种。在同一个流感流行季节，已经完成流感疫苗接种的人不需要再重复接种。

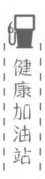

健康加油站

每年流感疫苗的组分是如何决定的

WHO 早在 1952 年就建立了全球流感监测和应对系统（GISRS），在全球 100 多个国家开展流感病毒监测。WHO 每年都会定期召开会议，根据全球流感病毒流行病学、病原学及血清学分析结果，讨论和推荐下一个流感流行季流感疫苗的组分，通常 2 月份讨论北半球的流感疫苗、9 月份讨论南半球的流感疫苗。

（赵宏婷　彭质斌）

25. 为什么说新冠病毒**无症状感染者**也是潜在的**传染源**

新冠病毒无症状感染者是指新冠病毒病原检测阳性，但无相关临床表现，如发热、咳嗽、咽痛等可自我感知或可临床识别的症状与体征，且 CT 影像学无新冠病毒感染影像学特征者。无症状感染者虽然没有明显的症状，但由于其体内存在具有传染性的新冠病毒，可通过密切接触传染其他人。这些无症状感染者通常不知道自己已经感染病毒，从而保持着正常的社交活动和工作，成为难以被识别和控制且通常可以自由行动的传染源。

 专家说 **新冠病毒感染是"大号流感"吗**

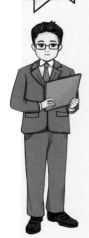

新冠病毒感染和流感虽然都是呼吸道传染病，且传播途径、临床症状有相似之处，但两者有着本质的区别。首先，引发两种疾病的病原体不同，新冠病毒感染是由新冠病毒导致，而流感是由流感病毒感染引起。其次，新冠病毒在全球仍在持续流行，其感染对人类的健康影响仍在探索中。现有研究结果显示，早期新冠病毒原始株以及后续的德尔塔变异株导致感染的临床症状要比季节性流感严重。此外，感染新冠病毒后部分患者会出现腹泻症状，而感染流感后出现腹泻症状的情况相对较少。

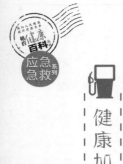

为什么新冠病毒可以快速传播

　　新冠病毒能够引发全球大流行与病毒本身特点密切相关。新冠病毒为 β 属冠状病毒，有包膜，其基因组为单股正链 RNA，易突变。疫情早期流行病学调查发现，新冠病毒潜伏期在 1~14 天，多为 3~7 天，感染新冠病毒的个体在潜伏期具有传染性，增加了控制难度，是导致疫情早期快速扩散的重要原因。新冠病毒的快速传播还与新冠病毒在持续发生变异有关。目前，新冠病毒奥密克戎变异株具有潜伏期更短、传播速度更快、感染剂量更低、致病力减弱，免疫逃逸能力更强等特点，是新冠病毒在全球持续传播的重要原因。

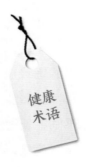

健康术语

基本再生数（R0）： 是指在一个完全易感人群中，在没有任何干预措施的情况下，一个感染病例可传染的第二代病例数，是疫情早期衡量传染病传播能力强弱的重要指标。

（杨孝坤　彭质斌）

26. 儿童腮腺炎疫苗接种率不低，为什么学校还会暴发**流行性腮腺炎**疫情

流行性腮腺炎多见于 4~15 岁儿童和青少年，冬春季高发，在学校、幼儿园等儿童集中的场所易暴发。接种含腮腺炎成分的疫苗是预防流行性腮腺炎的有效手段。2008 年，我国将含腮腺炎成分的疫苗纳入免疫规划，对 18~24 月龄儿童常规接种 1 剂次；2020 年 6 月开始实施 2 剂次常规免疫程序，8 月龄和 18 月龄各接种 1 剂次。人群对腮腺炎病毒普遍易感，主要通过呼吸道飞沫传播，也能通过接触被病毒污染的物品传播，学校教室拥挤、通风不畅、共用物品多，导致传播容易实现。流行性腮腺炎存在隐性感染者，可具有传染性，病例在症状恢复时仍有一定传染性，都为学校内暴发疫情控制带来挑战。2007 年以前，腮腺炎疫苗尚未纳入免疫规划，接种率普遍较低；2008—2020 年出生人群，虽接种率达到较高水平，但多数仅接种 1 剂次，而 1 剂疫苗的保护效果相对较低（约为 65%）；2020 年以后出生儿童常规接种 2 剂次。国内外经验证实，实施 2 剂含腮腺炎成分疫苗接种一段时间后，腮腺炎的发病率、暴发疫情发生率等均会显著下降。

关键词

流行性腮腺炎 疫苗 暴发

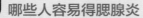

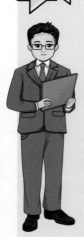

专家说

哪些人容易得腮腺炎

人们普遍容易感染腮腺炎病毒。自然感染发病后，一般可获得持久的免疫力，极少会再次感染。目前，成年人大多数在儿童期已发生过自然感染，有自然免疫产生的免疫力，所以高发人群主要为儿童和青少年。

腮腺炎疫苗安全吗

我国已接种过数以亿计的腮腺炎疫苗，证实其安全性良好。常见不良反应主要是接种后 24 小时内出现注射部位疼痛和触痛，多数情况下 2~3 天内自行消失；接种后 1~2 周内，可能出现一过性发热，一般不需要特殊处理；极少数可有轻度腮腺和唾液腺肿大，一般在 1 周内自行好转，必要时可对症处理。重度发热反应、过敏性皮疹等不良反应比较罕见。

麻腮风疫苗的疫苗株病毒是否会引起麻疹、腮腺炎和 / 或风疹

相对于野生型毒株而言，麻疹、腮腺炎和风疹疫苗株病毒的毒性均较弱，接种后仅少数人可能会引起轻微的症状，但相对于自然感染引起的临床表现而言都是非常轻微的。

（刘倩倩　马　超）

27. **水痘**和**带状疱疹**的关系是什么

水痘冬春季多发，常在学龄儿童中传播，往往不需要就诊治疗，是一种自限性疾病，以发热和皮肤黏膜皮疹为主要表现，皮疹常由头部→躯干→四肢蔓延，分批出现，主要分布在躯干。带状疱疹多发于成人，特别是老年人，主要表现为身体单侧皮疹，常伴随急性神经痛，带状疱疹后神经痛是最常见的并发症。水痘和带状疱疹究竟有什么关系呢？

水痘和带状疱疹是由同一种病毒引起的两种疾病，这个病毒就是水痘 - 带状疱疹病毒（VZV）。VZV 通常通过空气飞沫或密切接触传播，初次感染人体会引发水痘，康复后病毒会长期潜伏在感知神经节中，当身体免疫力下降时，病毒会再次活动，侵犯神经节，产生疼痛，同时沿着神经移动到皮肤，出现带状疱疹。所以说，水痘和带状疱疹"本是同根生"，水痘多见于儿童、青少年，而带状疱疹多发生在 50 岁及以上的中老年人和免疫功能低下人群中。

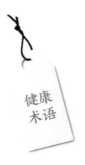

健康术语

带状疱疹后神经痛：是带状疱疹皮疹愈合后持续 1 个月及以上的疼痛，是带状疱疹最常见的并发症。带状疱疹后神经痛是最常见的一种神经病理性疼痛，可表现为持续性疼痛，也可缓解一段时间后再次出现。

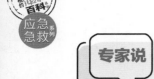

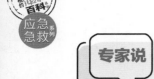

专家说 带状疱疹和水痘一样都会传染吗

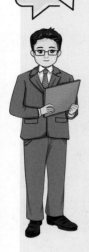

我们都知道，水痘的传染性很强。其实带状疱疹也会传染，但传染性比水痘要低，因此无须特意隔离。但是病毒可能从破溃的皮肤中释放出来，进入周围环境，未患过水痘的人接触后可能会导致水痘。因此，建议带状疱疹患者暂时不要接触家里的幼儿。

如何预防水痘和带状疱疹

（1）及时接种水痘疫苗和带状疱疹疫苗。儿童可接种 1 剂次或 2 剂次水痘疫苗，通常第一剂推荐在 12~18 月龄接种，第二剂推荐在 4~6 岁接种。带状疱疹疫苗通常推荐在 40 岁或 50 岁及以上人群接种，根据疫苗的种类不同接种 1 剂次或 2 剂次。

（2）加强传染源的管理，特别是出疹前至皮疹结痂时的水痘患者。患者的毛巾、床褥、玩具、餐具均需要进行消毒。多通风，勤洗手，避免与急性期患者接触。

（3）注意饮食，加强体育锻炼，增强自身免疫力。

（王晓琪　马　超）

28. 为什么接种过水痘疫苗还会得**水痘**

提起水痘，大家可能都不陌生，作为一种传染性极强的疾病，水痘在幼儿园和学校中常引起暴发。接种水痘疫苗是预防水痘最经济、最有效的方式。研究数据显示，接种 1 剂次水痘疫苗的保护效果约为80%，接种 2 剂次后保护效果可达到 90% 以上。由于个体的差异，并不是每个人接种疫苗后都能产生有效的保护，只接种 1 剂次水痘疫苗者患水痘的概率高于接种 2 剂次者。

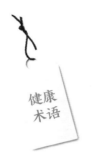

健康术语

水痘：是由水痘-带状疱疹病毒初次感染引起的急性呼吸道传染病，多见于儿童，以分批出现的全身性斑丘疹、水疱、结痂为主要临床特征，并发症可有继发性细菌感染、肺炎、肝炎和脑炎等。

水痘疫苗尚未纳入国家免疫规划，有必要接种吗

水痘病毒主要经呼吸道飞沫和直接接触传播，传染性较强，冬春季高发，容易在幼儿园、学校等引起聚集性疫情。接种疫苗可有效预防水痘的发生。尽管接种过水痘疫苗后仍有患水痘的可能，但临床表现通常较未接种的水痘患者更轻，表现为病程更短、无发

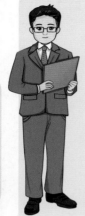

热或仅有低热、皮损数量少或无、发生重度水痘和并发症的概率也相对较低。因此，鼓励未接种水痘疫苗的人群及时接种水痘疫苗。

推荐哪些人接种水痘疫苗

首先，是 1 岁以上没有得过水痘且没有接种过水痘疫苗的儿童和青少年。其次，是未得过水痘且没有接种过水痘疫苗的儿童家长，因为成人得水痘后症状会更重。

得过水痘还需要接种水痘疫苗吗

得过水痘可产生终身免疫，不会发生再次感染，如果明确得过水痘，可以不接种水痘疫苗。

（刘斯宇　马　超）

29. 为什么**孕妇**感染**风疹病毒**会发生死胎或出生缺陷

在我国孕前检查的优生四项中，有一项是风疹病毒抗体检测，一些准孕妈可能会有这样的疑问，为什么怀孕前要注意风疹病毒抗体水平呢？

风疹是一种由风疹病毒引起的急性传染病，其最大的危害在于通过胎盘危害胎儿。孕妇妊娠早期初次感染风疹病毒后，病毒可通过胎盘屏障进入胎儿体内，可能会导致流产、死胎或新生儿出生缺陷，即先天性风疹综合征。

目前，风疹病毒造成胎儿畸形的原理仍未完全知晓，有观点认为病毒造成慢性宫内感染后会引起血管内皮细胞的损害、细胞的直接溶解和细胞有丝分裂的破坏，影响胎儿器官发育和组织分化。在孕期前16周，尤其是第8~10周，如果感染了风疹病毒，胎儿发生先天性畸形的风险最高，甚至可能导致流产或死产；妊娠中后期，胎儿逐渐拥有免疫力，感染后一般不会发展为先天性风疹综合征，但胎儿也不是完全没有风险。因此，预防风疹病毒感染，对保护自己和宝宝都是十分必要的。

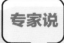

如何预防孕期感染风疹病毒

如果孕前检查发现风疹病毒抗体阴性，或未接种过含风疹成分疫苗的育龄期女性，怀孕前3~6个月可在医生指导下接种含风疹成分的疫苗。

此外，在怀孕期间，应避免接触发热、出疹的患者，在呼吸道传染病高发期应加强个人防护，如佩戴口罩、少到公共场所等，同时注意居室通风、加强锻炼、增强体质。

孕期发现风疹病毒感染，宝宝怎么办

孕妇发生风疹病毒感染，存在通过胎盘传递给胎儿的风险，风险的大小与感染时间有关。如果感染发

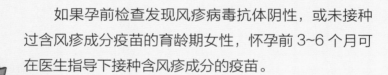

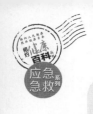

生在妊娠早期（尤其是 1~12 周），胎儿先天性畸形风险较高，预后较差；孕 20 周后感染相关风险较低，可能仅导致宫内生长受限。建议做好孕期检查，明确胎儿是否发生风疹病毒感染，综合评估宝宝是否健康。

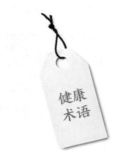

健康术语

先天性风疹综合征： 是指妊娠期间母亲感染风疹病毒后通过胎盘传递给胎儿，造成胎儿感染，引起一系列畸形，可表现为先天性心脏病、白内障、耳聋、小头畸形、发育障碍等。先天性风疹综合征暂无特效治疗手段，只能通过对症治疗进行改善。

（刘斯宇　马　超）

30. 接触了麻疹、水痘患者后
应急接种疫苗来得及吗

　　答案是肯定的。一是对于未感染者，应急接种疫苗起保护作用。麻疹、水痘的潜伏期相对较长，麻疹为 7~21 天，水痘为 10~21 天。在接触患者后尽早进行应急接种，可刺激机体产生抗体而获得保护。

应急接种最好在接触患者后 3 天内尽早完成。暴露后 3 天内，甚至延长到 5 天内接种水痘疫苗，可预防发病或减轻疾病的严重程度。二是对于已感染的患者，应急接种可减轻症状。应急接种疫苗能阻止或减少病毒血症的产生，减轻感染者的临床症状。有些接触者可能已经感染水痘病毒，处于疾病潜伏期，接种疫苗后仍会发病，但是临床症状会减轻。三是对于群体，应急接种可控制疫情，防止进一步传播流行。

中国民间有句谚语："孩子出过疹和痘，才算解了阎王扣"，其中"疹"是指麻疹。有疫苗前，孩子出生后，都会经过麻疹的考验，过了这道"鬼门关"，孩子才能顺利地活下来。冬春季，水痘和麻疹高发，儿童作为易感人群，家长应该注意给孩子做好预防，接种疫苗是目前最有效、最经济的预防措施。当有麻疹、水痘疫情发生，为保护易感者，疾病预防控制部门经评估，可能会采取应急接种措施。这个时候我们一定要积极配合接种。

专家说

麻疹疫苗应急接种对象是哪些人

患者活动范围的易感者，即没有得过麻疹和近期没有接种过疫苗的人。

应急接种时间

发现疫情后，尽早接种，最好在首代病例出现后、疫情尚未蔓延之前接种完毕。

麻疹应急接种的依据

当麻疹野病毒感染时，病毒要先通过呼吸道黏膜

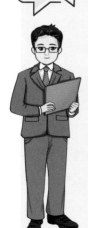

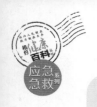

屏障，再通过淋巴系统进入血清，潜伏期约 7~21 天。接种疫苗的途径与自然感染不同，一般在接种后第 7 日抗体开始产生，比感染后产生抗体的时间短得多，这正是流行时可以采用应急接种的办法来控制流行的依据。

（刘倩倩　马　超）

31. 为什么接种了**百日咳疫苗**还会得百日咳

接种过百日咳 - 白喉 - 破伤风联合疫苗（百白破疫苗）仍可能患百日咳的原因主要包括：一是疫苗的保护不能持续终生。通过自然感染或接种疫苗获得的针对百日咳的保护会随着时间的延长而衰减，因此人一生可多次感染百日咳。二是如果孩子未及时接种百白破疫苗，或者未按时完成 4 剂次百白破疫苗的接种，则保护效果不足。比如部分适龄儿童可能因为自身健康状况、监护人忙于工作等多种原因推迟首剂及后续剂次的接种，因此未能及时获得足够的保护。尽管疫苗免疫后不能使孩子获得终身保护，但疫苗接种仍是预防儿童重症百日咳发病和死亡最有效的手段，并且接种疫苗后再患百日咳时的临床症状会明显减轻。

专家说

百日咳是如何传播的

百日咳是一种呼吸道传染病，主要通过飞沫传播，如感染者咳嗽、打喷嚏时将百日咳鲍特菌播散到空气中，易感者吸入带菌的飞沫而被感染。对婴幼儿来说，感染百日咳鲍特菌的父母或同胞兄弟姐妹是其最主要的传染源。因此，当婴儿出现不明原因的咳嗽、呼吸急促、缺氧表现、呕吐等症状，特别是家庭成员已出现咳嗽症状时，要格外警惕并及时就医，并明确告知医生家庭成员内有咳嗽患者。

只有儿童才会患百日咳吗

各年龄段人群均可能患百日咳，未接种百白破疫苗的婴幼儿发病风险更高。年龄越小，患百日咳后发生重症的风险越高。青少年和成人患百日咳后症状相对较轻或不典型，易出现不就诊或误诊的情况，但其可作为传染源导致周围的儿童发病。

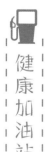

健康加油站

我国百白破疫苗及免疫程序

我国于 1978 年将百白破疫苗纳入免疫规划，为适龄儿童免费接种，可预防百日咳、白喉和破伤风三种疾病。根据《国家免疫规划疫苗儿童免疫程序及说明（2021 年版）》，接种程序为 3、4、5 月龄各接种 1 剂次，18 月龄加强接种 1 剂次。若 3 月龄 ~5 周岁未

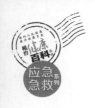

完成规定的剂次，需补种未完成的剂次，前 3 剂间隔不少于 28 天，第 4 剂与第 3 剂间隔不少于 6 个月。此外，国内还有含百日咳成分的其他非免疫规划疫苗上市，可供选择接种。

（张 倩 郑 徽）

32. 什么是军团菌病

军团菌病，这个听起来有点"奇怪"的病到底是什么呢？又该如何避免感染呢？该病首发于 1976 年美国的一次军人聚会，故称作军团菌病。次年从感染者肺组织中分离出一种新的病原体，1978 年正式将该病原体命名为嗜肺军团菌。军团菌病的症状从轻微发热到可能致命的肺炎不等，包括非肺炎型的庞蒂亚克热和肺炎型的军团菌病两个不同类型。

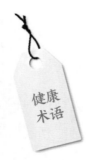

健康术语

庞蒂亚克热（非肺炎型）：是一种军团菌病类型，潜伏期为 1~3 天，平均潜伏期为 36 小时。症状一般为发热、咳嗽、头痛、肌痛和胸痛，但无肺炎。病程 3~10 天，可自愈。

专家说

军团菌病的传染源是什么

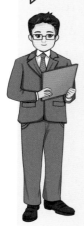

军团菌病的传染源是自然和人工环境中被污染的水体和土壤，其中为军团菌的繁殖和传播提供环境的人工供水系统是最可能的源头。

军团菌病的传播途径有哪些

军团菌病通过呼吸道传播，最常见传播途径是吸入受到污染的气溶胶。与军团菌传播有关联的气溶胶，来源包括空调冷却塔、冷热水供应系统、加湿器、漩涡按摩浴池、浴缸、各种景观水及循环用水等。目前，普遍认为军团菌病不会人传人。

哪些人容易得军团菌病

人群普遍易感，以中老年人多见，男性多于女性。大多数健康人群感染军团菌后无症状，50岁以上人群、吸烟者，以及有慢性肺部疾病、免疫功能低下、肿瘤等基础性疾病的人群感染后发病风险较高，有基础性疾病人群和老年人更容易发展成重症。

如何预防军团菌病

目前，尚没有可以预防军团菌病的疫苗。预防军团菌病的关键是建筑物供水系统维护和军团菌控制措施的落实力度，包括定期清洗和消毒，并采取其他的物理（温度）或者化学（杀菌剂）措施，以最大限度地减少军团菌的繁殖以及气溶胶的扩散。自2006年以来，我国公共场所集中空调系统（包括冷却塔）的卫生管理与监测已经常态化，国家卫生健康委（原卫生部）曾颁

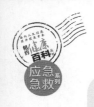
布了"一法三规"（一法即《公共场所集中空调通风系统卫生管理办法》，三规即《公共场所集中空调通风系统卫生规范》《公共场所集中空调通风系统卫生学评价规范》《公共场所集中空调通风系统清洗消毒规范》）和卫生行业标准（WS/T 195—2001《军团病诊断标准及处理原则》）。根据我国卫生管理要求，检出军团菌的冷却塔须立即进行清洗消毒。

（秦　天　张云飞　彭质斌）

33. 为什么**肺炎支原体**感染不一定是肺炎

肺炎支原体属于支原体的一个类别，可黏附于呼吸道黏膜上皮细胞表面，其感染引起的呼吸道症状一般较轻，最常见的临床表现为喉咙痛、疲乏、发热、咳嗽等类似感冒症状，严重时会累及肺部，导致肺炎支原体肺炎。所以说，"肺炎支原体"名字中虽然有"肺炎"两个字，但肺炎支原体感染不一定都会导致肺炎。另外，我们通常说的"肺炎"主要指由细菌、病毒、支原体等多类病原体所致的肺部炎症，由此可见肺炎支原体也不是引起肺炎的唯一病原体。

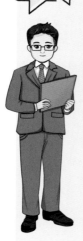

哪些人容易感染肺炎支原体

所有人均可感染肺炎支原体，且人一生中可以多次感染。以学龄儿童和年轻人发病和就诊最为常见。肺炎支原体疫情主要发生在人群聚集的场所或环境，如学校、宿舍、养老院、医院等。

治疗肺炎支原体感染的药物有哪些

目前，治疗肺炎支原体感染首选大环内酯类药物，如罗红霉素、克拉霉素、阿奇霉素等。近年来，随着大环内酯类药物的广泛应用，耐药肺炎支原体感染呈上升趋势。新型四环素类抗菌药物是治疗肺炎支原体肺炎的替代药物，主要包括多西环素和米诺环素。另一类替代药物为喹诺酮类药物，常用的为左氧氟沙星、莫西沙星等。抗生素的使用应遵循医嘱，建议在没有明确临床诊断之前，勿自行经验性使用抗生素。

如何预防肺炎支原体感染

肺炎支原体主要通过呼吸道飞沫传播，感染者是常见的传染源。目前尚无预防肺炎支原体感染的疫苗，可通过采取个人防护措施（如佩戴口罩、保持手卫生等），做好室内通风、环境清洁等非药物干预措施预防肺炎支原体感染。

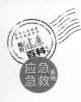

健康加油站

什么是支原体

支原体是介于细菌和病毒之间，已知能独立生存的最小微生物。支原体种类繁多，多无致病性，对人体有致病性的支原体主要有肺炎支原体、生殖支原体等。肺炎支原体是引起呼吸系统（咽喉、气管、支气管、肺部）感染的常见病原体之一。

（赵宏婷　张彦平）

猩红热　症状　防治

34. 什么是**猩红热**

猩红热是一种由 A 族 β 型溶血性链球菌（GAS）（也称化脓性链球菌）的细菌感染引起的急性呼吸道传染病，主要特点是急性疾病、高热伴咽痛和链球菌毒素引起的猩红热皮疹。猩红热一年四季均可发病，但在我国以冬季的 11—12 月和春季的 5—6 月多见。发病年龄以 2~15 岁的儿童青少年为主，6 个月以内的婴儿因从母体获得被动免疫力，故较少发病。由于易感人群较为集中，猩红热疫情多发生在托幼机构和小学。成年人也可能罹患猩红热，但罕见。

专家说

如何预防猩红热

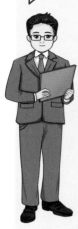

猩红热目前尚无疫苗可预防。预防性措施应以加强儿童个人卫生和环境卫生为主，从而减少发病。

（1）及时就医：在高发季节，尤其是周围出现猩红热患者时，家长要密切关注儿童的身体状况，一旦发现儿童出现发热或皮疹，应及时送往医院进行诊断和治疗。

（2）治疗和隔离患者：患儿应注意卧床休息，进行住院治疗或居家隔离，不要与其他儿童接触；其他人接触患者时要佩戴口罩。抗生素治疗必须足程足量。

（3）通风和消毒：患儿居室要经常开窗通风换气。患儿使用的食具应煮沸消毒；用过的手绢等要用开水煮烫。患儿痊愈后，要进行一次彻底消毒，玩具、家具要用肥皂水或来苏水擦洗一遍，不能擦洗的，可在户外暴晒 1~2 小时。

（4）加强学校卫生：在猩红热流行期间，托幼机构及小学要认真开展晨、午检工作，发现可疑者应请其停课、就医和隔离治疗。患儿接触过的食具要煮沸消毒，用具、桌椅等用来苏水擦拭消毒。保证室内做到充足的通风换气，每日做好教室、文具、玩具和餐具的清洁，发现病例后，应及时对病例接触的物品进行消毒。

（秦　颖　赵宏婷）

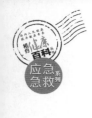

35. 什么是**鹦鹉热**

你听说过鹦鹉热吗？鹦鹉热是一种严重疾病的统称，不仅是鹦鹉，在各种鸟类中都很常见。最初被发现由鹦鹉传播给人导致人发病，因此被称为鹦鹉热。鹦鹉热由一种被称为"鹦鹉热衣原体"的病原体引起的人兽共患传染病。后来的研究发现，超过四百多种鸟类和禽类能传播鹦鹉热，最常见的是鹦鹉、鸽子，以及鸡、鸭、鹅、火鸡等家禽。

人感染鹦鹉热衣原体通常表现为高热、恶寒、头痛、肌痛、咳嗽和肺炎等特征，但其临床表现难以与其他非典型性呼吸道疾病相区别。发病的早期如果不能及时、正确诊断和治疗，会导致其他并发症的发生，最终全身多器官受累，甚至死亡。鹦鹉热衣原体对四环素类和大环内酯类抗生素较为敏感，正确用药后可以治愈。

专家说 **鹦鹉热的传播途径**

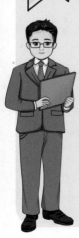

鹦鹉热衣原体存在于感染鸟类的鼻腔和眼分泌物、排泄物、组织和羽毛当中。值得注意的是，受鹦鹉热衣原体感染的鸟类并不总是表现出疾病迹象，但受感染后无论病鸟还是无疾病迹象的鸟，都能通过其粪便和呼吸道分泌物排出鹦鹉热衣原体。当粪便和分泌物干燥后，形成小的灰尘颗粒进入到空气中，当人打扫禽舍、清理鸟笼及宰杀家禽时，因吸入含鹦鹉热衣原体的气溶胶或粉尘而经呼吸道感染；或在宰杀及清洗禽类时被啄伤或抓伤，通过损伤的皮肤和黏膜感染。有时候间接接触受感染的鸟类也能导致鹦鹉热衣原体感染人，人传人的情况也有可能发生，但较少见。

哪些人容易得鹦鹉热

人们对鹦鹉热普遍易感，无年龄和性别方面的明显差异，患病风险与接触患病动物机会的多少有关。感染者多见于从事与鸟类、禽类相关工作的人，养鸟和玩鸟者。与宠物鸟和家禽有接触的人，面临的患病风险增加。

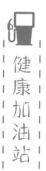

健康加油站

人在接触鸟类或禽类后，应及时洗手，同时避免被抓伤、咬伤；尽可能不接触、不食用病死的鸟类或禽类，如须处理病死鸟禽，应做好个人防护（如戴口罩和手套）；如果饲养鸟类或家禽，应定期对场地及用具进行规范消毒。

（秦　天　张云飞　彭质斌）

36. 什么是"流脑"

流行性脑脊髓膜炎（简称"流脑"）是由一种叫作"脑膜炎奈瑟菌"的细菌感染引起的急性化脓性的脑膜炎。脑膜炎奈瑟菌主要通过呼吸道飞沫和密切接触传播，发病人群主要是儿童和青少年。虽然近十年来，我国每年报告流脑发病只有一两百例，已处于较低水平，但曾经也出现过大规模流行。流脑具有发病急、进展快、病死率和致残率较高等特点，主要临床表现是突发高热、剧烈头痛、频繁呕吐，皮肤黏膜瘀点、瘀斑及脑膜刺激征，严重的会发生败血症休克和脑实质损害，常可危及生命。在规范抗生素治疗的情况下，病死率仍可高达9%~12%。幸存者中20%以上患者伴有永久后遗症，如听力丧失、神经损害或肢体功能丧失等。虽然目前我们在日常生活中很少见到流脑病例了，但每年全国仍有几十例的病例报告；此外，流脑易出现暴发疫情。因此，对于这样一种极凶险的传染病，我们仍需要提高警惕。流脑是疫苗可预防的疾病，接种流脑疫苗可有效预防流脑。

流脑是如何传播的

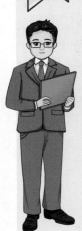

流脑主要经呼吸道飞沫传播和密切接触传播，人群普遍易感，带菌者和患者是本病的主要传染源，脑膜炎奈瑟菌可通过咳嗽、喷嚏、说话等飞沫传播方式进入另一个人的呼吸道引起感染。对2岁以下婴幼儿来说，密切接触是主要的传播途径。

目前可接种的流脑疫苗有哪些

目前，我国使用的流脑疫苗包括A群脑膜炎球菌多糖疫苗、A群C群脑膜炎球菌多糖疫苗、ACYW群脑膜炎球菌多糖疫苗、A群C群脑膜炎球菌多糖结合疫苗和ACYW群脑膜炎球菌多糖结合疫苗5个品种。

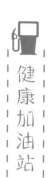

脑膜炎球菌多糖疫苗和脑膜炎球菌多糖结合疫苗，有什么区别

与脑膜炎球菌多糖结合疫苗相比，2 岁以下婴幼儿对脑膜炎球菌多糖疫苗的免疫应答较弱，只产生短暂的免疫反应。脑膜炎球菌多糖结合疫苗对 2 岁以下婴幼儿能诱导产生较好的免疫应答，并产生免疫记忆，保护效果更为持久。

（李明爽　郑　徽）

37. 为什么要
关注**肺炎球菌性疾病**

呼吁大家关注肺炎球菌性疾病和疫苗免疫。一是肺炎球菌在人群中的携带率较高，人群中约 20%~50% 可无症状携带肺炎球菌，大部分人不发病，但是可以作为传染源传染给其他人。二是感染后可能导致严重的侵袭性疾病，病死率较高。三是肺炎球菌性疾病的严重病例绝大多数是 5 岁及以下儿童和老年人，而且肺炎球菌易与其他病原体如流感病毒等发生合并感染，加重病情。四是肺炎球菌的抗生素耐药问题日益严重。耐药问题使治疗难度越来越大、治疗费用越来越高，治疗的周期也越来越长。五是肺炎球菌疫苗安全有效。目前全球获批上市的肺炎球菌疫苗有多糖疫苗和多糖结合疫苗两个类型。

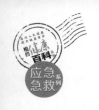

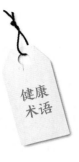

健康
术语

侵袭性肺炎球菌性疾病（IPD）： 是指病菌侵入原本无菌的部位和组织（如血液、脑脊液、胸腔积液、关节积液或腹水）所引发的感染。常见的 IPD 主要包括菌血症、脑膜炎和菌血症性肺炎等。

非侵袭性肺炎球菌性疾病（NIPD）： 是指当肺炎球菌经鼻咽部直接侵入原本与外环境相通的呼吸道及周边组织，所引起的感染性炎症，主要包括急性中耳炎、鼻窦炎和非菌血症性肺炎等。肺炎球菌性疾病中以 NIPD 占大多数。

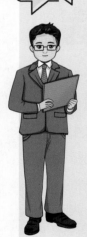

哪些人容易患肺炎球菌性疾病

5 岁及以下的儿童，尤其是 2 岁及以下的婴幼儿，是感染肺炎球菌和患肺炎球菌性疾病的高风险人群。75% 的侵袭性肺炎球菌性疾病和 83% 的肺炎球菌性脑膜炎发生在 <2 岁的婴幼儿。

老年人也是肺炎球菌性疾病的高风险人群。此外，18~59 岁人群中存在以下危险因素者，患肺炎球菌性疾病的风险也会升高：慢性疾病，包括慢性呼吸道疾病（慢性阻塞性肺疾病、哮喘）、慢性心脏病、糖尿病、慢性肝病和肝硬化、慢性肾衰竭、肾病综合征等。免疫功能受损，包括 HIV 感染者，血液肿瘤、泛发性恶性肿瘤者，功能性或解剖性无脾、脾功能障碍、器官和骨髓移植受者和应用免疫抑制药物者等。人工耳蜗植入或脑脊液漏，吸烟和酗酒，近期感染流感病毒或其他呼吸道病毒，一些医源性因素，大气污染等环境因素亦是肺炎球菌性疾病的风险因素。

（吴 丹 郑 徽）

38. 为什么**儿童**患过肺炎仍然有必要接种**肺炎球菌疫苗**

我们经常会听到家长说，"我的孩子已经得过肺炎了，应该没有必要再接种肺炎球菌疫苗了"。这种观点是不对的。首先，能够引起孩子罹患肺炎的病原体很多，细菌、病毒、支原体等都可以，所以如果没有明确的实验室病原学诊断，很难判断肺炎是由哪种病原体引起的。其次，针对不同致病血清型的肺炎球菌抗体之间缺乏交叉保护。也就是说，即使孩子是因为肺炎球菌感染导致肺炎，但肺炎球菌中能够引起发病的血清型很多，常见致病血清型就有 30 多种，针对某一种血清型致病康复后的抗体对其他致病血清型没有保护作用。所以患过肺炎的孩子仍然有必要接种肺炎球菌疫苗。

13价肺炎球菌多糖结合疫苗可以与其他疫苗同时接种吗

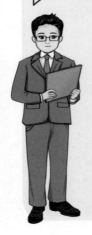

可以。研究表明，13价肺炎球菌多糖结合疫苗（PCV13）与含白喉棒状杆菌、破伤风梭菌、百日咳鲍特菌、乙肝病毒、脊髓灰质炎病毒、b型流感嗜血杆菌、麻疹病毒、腮腺炎病毒、风疹病毒、水痘-带状疱疹病毒、脑膜炎球菌、轮状病毒、流感病毒等抗原成分的单价疫苗或联合疫苗同时接种，其免疫原性不会发生明显改变。

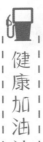

健康加油站

13价肺炎球菌多糖结合疫苗比23价肺炎球菌多糖疫苗少10价，给孩子打哪种呢

疫苗中的"价"指覆盖肺炎球菌致病血清型的数量。虽然"价"数越高，表明覆盖血清型数量越多，但不同的疫苗生产工艺也会影响疫苗的特性。与23价肺炎球菌多糖疫苗相比，PCV13能够使小月龄儿童产生更好的抗体反应，疫苗的保护效果更持久，并且疫苗中的13个血清型可以覆盖90%左右的主要致病血清型，因此是儿童接种的首选疫苗。

孩子很健康，还有必要接种肺炎球菌疫苗吗

6岁以下健康儿童鼻咽部肺炎球菌携带率为30%~50%，甚至更高。肺炎球菌感染一般不发病，

但是当机体抵抗力下降时，它容易突破鼻咽部黏膜，侵入机体不同部位引起发病，并且肺炎球菌也是病毒感染后发生合并感染的主要细菌之一，合并感染后会引发更严重的机体损害。因此，健康儿童仍有必要接种肺炎球菌疫苗。

（张　倩　郑　徽）

三

消化道
传染病

39. 为什么**消化道传染病**在**夏秋季**高发

消化道传染病主要是病原体通过患者或病原携带者的排泄物（如呕吐物、粪便等）排出体外传播的，属于"病从口入"的疾病。病原体随排泄物排出患者或病原携带者的体外后，污染了手、水、食品或餐具并随进食过程进入体内而感染。消化道传染病的病原体主要包括细菌、病毒和寄生虫。由细菌感染引起的消化道传染病在夏秋季节高发，其高发原因复杂：一是夏秋季气温高、湿度大，细菌繁殖较快，如食物不注意冷藏会很快变质，一旦食用这些变质食物易引起腹泻；二是夏秋季瓜果蔬菜等大量上市，生食这些食物将病原体带入体内的机会增多，对于免疫力较低者、婴幼儿和老年人易引起腹泻；三是夏季炎热，人群喜食生冷食品，如食品在加工过程中受到污染，容易引起腹泻；四是苍蝇、蟑螂等肠道传染病的媒介节肢动物大量孳生繁殖，媒介节肢动物在垃圾、粪便等不洁环境与果蔬等食品之间活动，易将病原体携带并传播给人，引起腹泻等消化道症状。此外，由于夏秋季大量饮水及食用冷饮，胃酸被稀释，人体防御屏障作用降低。加之天气炎热，吹空调时间过长、睡眠不足等，抵抗力也会有所下降，其间如果不注意饮食卫生或到卫生条件较差的大排档、无证摊点等就餐，容易因不洁饮食导致腹泻。

关键词

消化道传染病 传播途径 高发原因

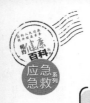

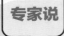 **专家说** 常见细菌性消化道传染病病原体有哪些

引起消化道传染病的细菌主要包括弧菌属、志贺菌属、伤寒副伤寒沙门菌、非伤寒沙门菌、埃希菌属、弯曲菌属、葡萄球菌属、厌氧芽孢梭菌属、耶尔森菌属、芽孢杆菌属等。

（陈禹存　常昭瑞）

40. 如何预防
消化道传染病

消化道传染病（如细菌性痢疾，霍乱等）是由各种病原体通过污染的饮用水和食品传播的疾病。要有效预防这些疾病，首要的措施是保持良好的手卫生；经常用肥皂和清水洗手，特别是在处理食物、用餐前后，以及上厕所后，可以大大减少病原体的传播风险。此外，确保饮用水的安全也至关重要；如果水源的安全性无法保证，应对水进行煮沸或使用其他净化方法。同样，对食品应进行适当的处理和储存，避免食用未煮熟或未经清洁的食物，也是预防消化道传染病的关键。这些措施可以显著降低患消化道传染病的风险。

专家说 消化道传染病有哪些感染途径

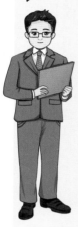

想象一下，你吃了一些不干净的东西或者喝了被污染的水，这些看不见的"小坏蛋"——病原体就趁机进入你的身体，让你肚子痛、呕吐或是拉肚子。

这些病原体还有其他的传播途径。比如，如果一个生病的人在准备食物时没有洗手，或者他们用过的东西没有清洁干净，你接触到这些东西后又碰到自己的嘴巴或鼻子，细菌、病毒、寄生虫等病原体就可能"搭车"进入你的身体。

在一些卫生条件欠佳的地方，食物可能没有煮熟或者存放不当，就会增加细菌孳生和病毒污染的机会。而且，如果你在旅行时不小心吃了一些当地未经处理的生食或饮用了当地的水，也可能会引来一些"不速之客"。

简而言之，消化道传染病就像是一个不受欢迎的"客人"，通过各种方式潜入你的身体，让你感到不适。

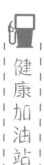

健康加油站

目前预防消化道传染病有哪些疫苗

为预防消化道疾病，目前有多种疫苗可用。轮状病毒疫苗可防止婴幼儿严重腹泻。甲型和戊型肝炎疫苗可预防通过食物或水传播的急性肝炎。EV71 灭活疫苗可对抗肠道病毒 71 型，预防手足口病及其并发

症。此外，霍乱疫苗也是重要的预防工具，尤其在安全饮用水难以保证的霍乱高度流行地区，能有效防止由霍乱弧菌引起的严重水样腹泻。这些疫苗对于控制消化道传染病至关重要，在保护儿童免受这些常见病症侵害方面发挥着关键作用。

（缪梓萍　常昭瑞）

41. 为什么如今不需要"谈**霍乱**色变"

霍乱是由产霍乱肠毒素的 O1 群和 / 或 O139 群霍乱弧菌引起的急性肠道传染病，为我国法定报告的甲类传染病，被称为"二号病"。霍乱潜伏期一般为数小时至 5 天，通常是 2~3 天，起病较急，主要临床表现为腹泻、排米泔水样便、呕吐。感染霍乱弧菌后，多数为无症状的病原携带者和轻症病例，部分老年人、有消化道病史等胃酸分泌减少人群，患重症风险较高，其主要危害在于会导致患者在短时间内频繁腹泻，如不及时治疗，会因脱水导致电解质代谢紊乱、代谢性酸中毒，乃至死亡。

霍乱是"贫穷病"，目前全球霍乱主要在卫生条件落后，安全食物和安全饮用水难以保障的经济欠发达地区、战乱地区流行较为严重，如撒哈拉以南的非洲以及亚洲的也门等国家。随着我国经济社会的发展，大力开展爱国卫生运动，改水改厕，食品和饮用水安全得到极大改善，进入 21 世纪以来我国霍乱一直维持在低发水平，呈现零星散发态势，病例通过及时就医、合理应用药物、科学补液，可得到有效救治，因此，当前公众不需要"谈霍乱色变"。

专家说 霍乱是如何传播的

霍乱病例和病原携带者为主要传染源。粪 - 口途径为主要传播途径，通过粪便中的霍乱弧菌污染食物和水引起传播。在我国，食用生的或未煮透的被霍乱弧菌污染的贝类、甲鱼等水产品，或加工处理被霍乱弧菌污染的甲鱼等水产品过程中交叉污染其他食物、器皿等是霍乱的主要感染来源。霍乱不通过人传人的方式传播。

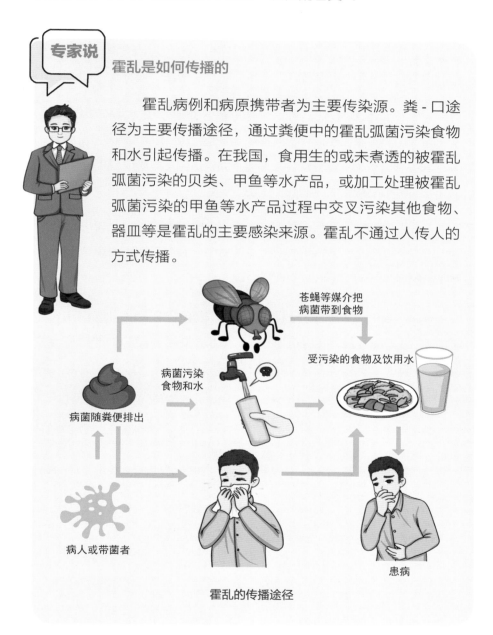

霍乱的传播途径

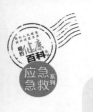

如何降低感染霍乱弧菌的风险

（1）在我国，霍乱主要以食源性传播为主。公众外出就餐时应注意饮食卫生，选择卫生条件较好的餐馆；在加工食品，尤其是加工甲鱼等水产品时注意生熟分开，避免交叉感染。不吃未经加工或未煮透的水产品。

（2）保障饮用水安全，不喝生水、泉水、井水等未经消毒处理的水。前往霍乱高流行国家或地区，要饮用瓶装水或桶装水，避免加入冰块；洗碗、刷牙、清洗和准备食物以及制冰，应使用瓶装水、煮沸水或消毒处理过的水。

（3）做好手卫生，准备食物、饭前及便后按照七步洗手法认真清洁双手，如没有肥皂或流动水，可采用酒精含量至少60%的免洗手消毒剂进行手卫生。

（4）前往霍乱流行且卫生保健设施较差的地区可提前接种霍乱疫苗，需要注意的是即使接种了霍乱疫苗，仍必须严格遵守饮食、饮水卫生和手卫生等卫生措施。

（刘凤凤　常昭瑞）

42. 为什么**轮状病毒胃肠炎**
也称作小儿"秋季腹泻"

A 组轮状病毒是引起全球 <5 岁儿童急性胃肠炎和死亡的主要病原之一，每名儿童在 5 岁之前至少感染过一次轮状病毒。轮状病毒胃肠炎以腹泻和呕吐为主要症状；在我国全年均可发病，秋冬季高发，患者多为 <2 岁婴幼儿，故名小儿"秋季腹泻"。轮状病毒主要经粪 - 口途径传播，也可通过呼吸道感染，卫生条件的改善不能有效控制其传播。

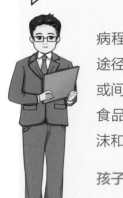

专家说

轮状病毒是怎么传播的

轮状病毒感染者是传染源，潜伏期通常为 1~3 天，病程多为 3~8 天。传播途径多样，最主要的是粪 - 口途径，多通过直接接触轮状病毒感染者的粪便 / 呕吐物或间接接触被粪便 / 呕吐物污染的物品，或摄入污染的食品或水等传播；在密闭或人群拥挤环境，还可经飞沫和 / 或气溶胶传播。

孩子感染了轮状病毒，家长应该如何应对

如果孩子感染了轮状病毒，应尽量避免带孩子到人多的地方，减少传播。给孩子提供全面的营养，哺乳期儿童要坚持母乳喂养，疑似伴有乳糖不耐受时，应当在医生的指导下调整饮食。密切关注孩子的病情，如发现

症状加重，应及时就医。养成良好的卫生和生活习惯，尤其注意手卫生，开窗通风，及时处置被粪便污染的环境、衣物和玩具等。

此外，推荐适龄儿童按程序全程接种轮状病毒疫苗，≤6月龄婴儿应坚持母乳喂养。

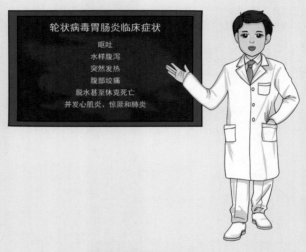

轮状病毒胃肠炎临床症状

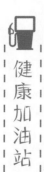

目前，我国可选用的轮状病毒疫苗有哪些

目前，中国已上市使用的轮状病毒疫苗有三种，包括 2018 年上市的口服五价重配轮状病毒减毒活疫苗、2001 年上市的口服轮状病毒活疫苗和 2023 年上市的三价口服人 - 羊重配轮状病毒活疫苗，均为非免疫规划疫苗。

（宋　杨　李金松　常昭瑞）

43. 为什么**诺如病毒胃肠炎**
也称作"冬季呕吐疾病"

关键词

诺如病毒是引起急性胃肠炎常见的病原体之一。感染后常见症状主要为恶心、呕吐、发热、腹痛和腹泻，部分患者有头痛、畏寒和肌肉酸痛等，其中儿童感染后临床表现以呕吐为主，成年人则以腹泻为主。由于呕吐物中含有诺如病毒，呕吐物如处理不及时、不规范，以及吸入呕吐时产生的气溶胶均可造成感染。在托幼机构、小学等人群聚集场所易引起暴发。诺如病毒胃肠炎全年可发，一般每年10月至次年3月高发，故名为"冬季呕吐病"。

冬季呕吐病　诺如病毒　病毒性胃肠炎

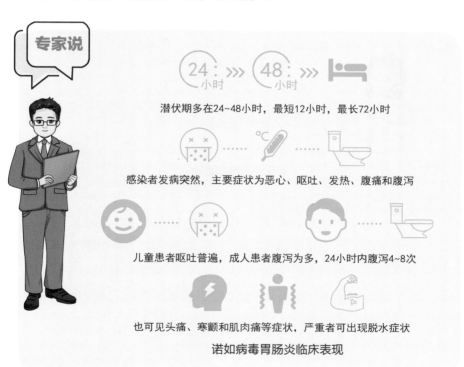

专家说

潜伏期多在24~48小时，最短12小时，最长72小时

感染者发病突然，主要症状为恶心、呕吐、发热、腹痛和腹泻

儿童患者呕吐普遍，成人患者腹泻为多，24小时内腹泻4~8次

也可见头痛、寒颤和肌肉痛等症状，严重者可出现脱水症状

诺如病毒胃肠炎临床表现

诺如病毒如何传播

确诊病例和隐性感染者为诺如病毒感染的传染源。诺如病毒传播途径多样，主要通过直接接触患者粪便或呕吐物、摄入被患者粪便或呕吐物污染的食物或水、吸入呕吐时产生的气溶胶，以及间接接触被粪便或呕吐物污染的物品和环境等感染。

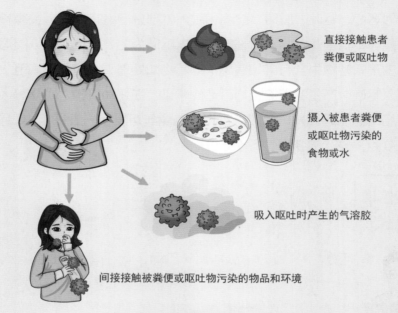

直接接触患者粪便或呕吐物

摄入被患者粪便或呕吐物污染的食物或水

吸入呕吐时产生的气溶胶

间接接触被粪便或呕吐物污染的物品和环境

诺如病毒传播途径

感染了诺如病毒，应该如何应对

诺如病毒胃肠炎为自限性疾病，目前尚无特效药物和疫苗可用。多数症状较轻，无须治疗，休息 2~3 天即可康复，可以适当口服糖盐水或口服补液盐补充呕吐和腹泻消耗的水分。对于婴幼儿、老年人，特别是伴有基础性疾病的老年人，如果出现频繁的呕吐或腹泻，导致脱水等较严重症状时，应及时治疗。

怎样预防诺如病毒胃肠炎

（1）注重手卫生：饭前、便后、加工食物前应按照七步洗手法，用肥皂和流水至少洗20秒；含酒精消毒纸巾、免洗手消毒剂等不能代替洗手。

（2）注意食品安全：不饮用生水，蔬菜瓜果应彻底洗净，烹饪食物要煮熟，特别是牡蛎和其他贝类海鲜类食品，处理时应避免污染其他食品，煮熟煮透后食用。

（3）适当居家隔离：在症状期间和消失后2~3天内，尽量避免与他人接触。餐馆、学校等工作人员，应禁止处理食物，避免从事医疗、照护等工作。

（4）做好消毒工作：发生呕吐时，应尽快疏散人群、通风、用含氯消毒剂规范消毒，并尽快对污染的环境和物品进行消毒处理。

（5）增强抵抗能力：保持规律作息、合理膳食、适量运动等健康生活方式。

（宋　杨　常昭瑞）

44. 为什么会多次得**手足口病**

近年来，手足口病的高发病率引起了很多人的关注。如果孩子出现手和脚心有小皮疹、嘴巴里有溃疡的症状，很多家长会联想到可能是得了手足口病。手足口病是一种常见的儿童传染病，特点是在口腔、手和脚上出现皮疹或疱疹，有的可能还会有发热或一些类似感冒的症状。许多家长会有这样的疑问："为什么我的孩子接种过EV71灭活疫苗还会再得手足口病呢？""为什么我的孩子已经得过

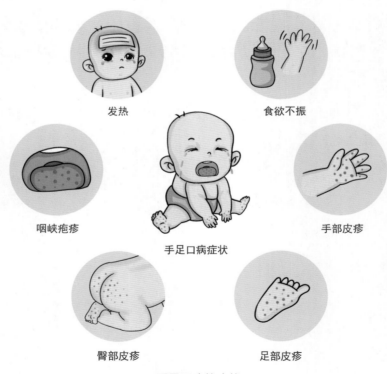

发热

食欲不振

咽峡疱疹

手足口病症状

手部皮疹

臀部皮疹

足部皮疹

手足口病的症状

手足口病又会得呢？""孩子得过手足口病还需要接种 EV71 灭活疫苗吗？"

接种过 EV71 灭活疫苗或得过手足口病仍可能再次得手足口病，原因主要包括：一是引起手足口病的肠道病毒型别较多，不同肠道病毒血清型之间无交叉保护。引起手足口病的肠道病毒有 20 多种（型），包括柯萨奇病毒 A 组的 4~7、9、10、16 型，B 组的 1~3、5 型，以及埃可病毒的部分血清型和肠道病毒 71 型等。这些不同的血清型可导致相同的临床综合征，但它们之间是无交叉保护的，因此，即使一个人已经得过手足口病，仍然可能被其他血清型的病毒再次感染，导致再次患病。二是目前市场上接种的"手足口病疫苗"仅是针对肠道病毒 71 型的灭活疫苗，可以有效预防肠道病毒 71 型引起的手足口病，但对于其他血清型的肠道病毒并不具备同样的防护效果。因此，即使接种过"手足口病疫苗"，仍然有可能感染其他血清型的病毒而再次得手足口病。

哪些人容易得手足口病

手足口病的发病人群以 5 岁及以下儿童为主，6 月龄以下婴儿因有母传抗体的保护发病较少，从 6 月龄开始发病逐渐增加，1~3 岁儿童发病风险最高。低龄儿童发病后得重症、死亡的风险更高。

手足口病是怎么传播的

手足口病病例和隐性感染者为主要传染源，在发病后的一周内传染性较强。手足口病传播途径多样且

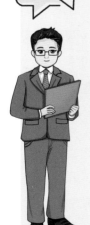

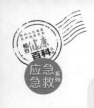

容易实现，主要通过直接接触患者的粪便、疱疹液、鼻咽分泌物、唾液，以及接触被污染的手、毛巾、手绢、牙杯、玩具、餐具、奶瓶等物品或环境而感染；还可经呼吸道（咳嗽、打喷嚏等）等传播；饮用或摄入被病毒污染的水和食物亦可感染。

（嵇 红 常昭瑞）

45. 为什么**手足口病**和**疱疹性咽峡炎**不是一种病

　　手足口病和疱疹性咽峡炎都是由肠道病毒感染引起的，两种疾病在人群分布（学龄前儿童为主要发病人群）、季节分布（春夏季为流行季节）、传播方式（通过粪 - 口途径、与患者亲密接触、接触被污染的物品以及呼吸道等传播）等方面有很多相同点，极易混淆诊断为一种疾病。

　　实际上，两者在优势病原谱和临床表现方面存在差异。病原谱方面，手足口病以 EV-A71 和 CVA16、CVA6 和 CVA10 为主；疱疹性咽峡炎以 EV-A71，CVA10、6、2、4 和 16 型，B1~B5 型为主。临床表现方面，典型的手足口病以发热、口腔黏膜出现散在疱疹，手、足和臀部出现斑丘疹和疱疹为主要临床表现，可伴有咳嗽、流涕、食欲减退等症状。部分病例仅表现为皮疹或在疾病初期表现为口腔黏膜疱疹，个别病例可无皮疹。疱疹性咽峡炎急性起病，以上呼吸道感染为主要症状。主要表现为发热、咽痛，口痛，咽部充血，在腭咽弓、软腭、扁桃体和悬雍垂等口腔部位可见散在灰白色疱疹，周围有红晕，可形成溃疡，小婴儿常因口痛而影响进食。两种疾病均可出现脑炎等神经系统并发症，尤其是 3 岁以下的婴幼儿，发展为重症的风险较高。

日常如何预防手足口病和疱疹性咽峡炎

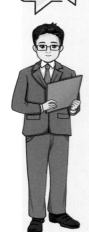

（1）保持良好的手卫生：儿童在触摸公共物品后、接触唾液及呼吸道分泌物后、如厕后、进食前，以及看护人在加工食品前、更换尿布或处理被粪便污染的物品后，应正确洗手。

（2）不共用生活物品：避免共用餐具、毛巾或其他个人物品，防止交叉感染。

（3）保持居室环境卫生：居室要经常清洁、通风，尤其是接触频繁的物品表面（台面、门把手等）。

（4）生活用品清洁消毒：婴幼儿的奶瓶、奶嘴及餐具使用前后应充分清洗、消毒；尿布要及时清洗、曝晒或消毒；玩具应定期清洁和消毒。

（5）远离患儿：避免接触患病儿童，流行期间不宜带儿童到人群聚集、空气流通差的公共场所。

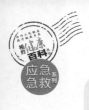

（6）鼓励接种疫苗：EV71 灭活疫苗可有效预防肠道病毒 71 型感染引起的手足口病等相关疾病，也会显著减少相关重症和死亡的发生，鼓励儿童在 12 月龄前完成全程接种。

（刘凤凤　常昭瑞）

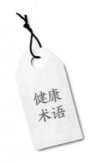

46. 为什么要对**伤寒**病例规范管理和治疗

伤寒、副伤寒

是由伤寒沙门菌和甲、乙、丙型副伤寒沙门菌引起的肠道传染病。全年都有病例发生，夏秋季为高峰（5—10 月）。在我国以散发病例为主，部分地区时有暴发疫情，以水传播型暴发为主。

提到伤寒，大家通常会想到中医里的伤寒，指"外感风寒之邪，感而即发的疾病"。与中医伤寒的概念不同，现代西医里的"伤寒"是指伤寒沙门菌感染引起的急性全身系统性传染病，主要经粪 - 口途径传播，可通过被污染的水源和食物引起，是《中华人民共和国传染病防治法》中规定报告的乙类传染病之一，也是全球特别是发展中国家共同面临的公共卫生问题。伤寒的典型临床症状主要以持续性高热、玫瑰疹、相对缓脉、肝脾大及表情淡漠等为特征，但近年来临床表现呈不典型和轻型化，易被忽视，针对性的抗生素治疗是治疗伤寒关键、有效的措施。伤寒潜伏期长，自然病程一般为 4~5 周，发病后 2~4 周内排菌量较大，如果感染后不对病例采取严格的管理措施和足程规范的治疗，病例播散病原体的机会就会增加，也易形成慢性带菌者，成为传染源，导致伤寒传播延续；尤其是重点职业人员（如饮食服务人员、供水管理人员、保育员）中的伤寒带菌者传播病菌的危险性更大。因此，发现伤寒病例后，应及时规范管理和治疗。

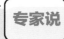

哪些因素会导致伤寒、副伤寒的感染和传播

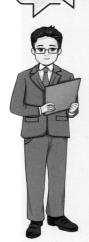

患者和带菌者是伤寒、副伤寒的传染源，主要通过粪 - 口途径传播，可经水、食物、日常生活接触和生物媒介传播。在环境卫生较差、水源受到污染的地区或因食用污染食品，如污染的贝类海产品、蔬果，以及未经消毒处理的奶类等原因而感染。伤寒、副伤寒沙门菌在水中的生存能力较强，可存活 1~3 周，污染水源易引起该病暴发流行。

得过伤寒、副伤寒还会再感染吗

得过一次伤寒、副伤寒后可获得较稳固的免疫力，很少再次发病。伤寒和副伤寒之间没有交叉免疫，得过伤寒还可能再感染副伤寒。

（李柏生　常昭瑞）

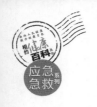

47. 为什么儿童
患**细菌性痢疾**后易发生重症

细菌性痢疾，简称"菌痢"，是由志贺菌属引起的肠道传染病。临床表现与感染菌株的型别和数量，以及感染者的年龄和免疫状况有关，潜伏期一般 1~3 天，最长可达 7 天。典型的患者一般在感染后 24~48 小时内发病，出现腹痛、腹泻，伴有不适、发热、乏力、厌食、黏液或脓血便及里急后重等症状，儿童可出现中毒性脑病。在我国 A 群痢疾志贺菌感染症状较重，但较少见；D 群宋氏志贺菌感染多数症状较轻，非典型病例较多，易被漏诊或误诊；B 群福氏志贺菌感染介于 A 群和 D 群之间，但恢复期排菌时间较长，易演变为慢性；C 群鲍氏志贺菌感染极为少见。急性细菌性痢疾根据病情可分为普通型（典型）、轻型（非典型）、重型和中毒性痢疾。中毒性痢疾多见于 2~7 岁儿童，在发病初的 24 小时内病情变化急剧，延误诊治会有生命危险，应引起重视。儿童发生中毒性痢疾与其免疫系统尚未健全，神经系统发育不完善有关。

 细菌性痢疾的传播途径有哪些

患者和带菌者是细菌性痢疾的传染源。传播途径主要为粪 - 口途径，病原随患者的粪便排出体外，通过手、苍蝇、食物和水等途径入口；也可通过接触患者或带菌者污染的生活用品而感染。夏秋季是细菌性痢疾的高发季节。

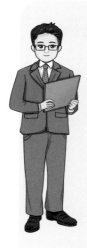

细菌性痢疾的易感人群

人群普遍易感，学龄前儿童和青壮年发病率较高。病后可获得一定免疫力，但持续时间较短，不同菌群及血清型间无交叉保护性免疫，易反复感染。

如何预防细菌性痢疾

（1）保持良好的环境卫生：日常生活中认真贯彻执行"三管一灭"（管好水源、食物、粪便和消灭苍蝇）措施，加强厕所及粪便的卫生管理，消灭苍蝇孳生地。

（2）养成良好的个人卫生习惯：饭前、便后洗手，不喝生水，不吃变质和腐烂食物，不吃被苍蝇沾过的食物。

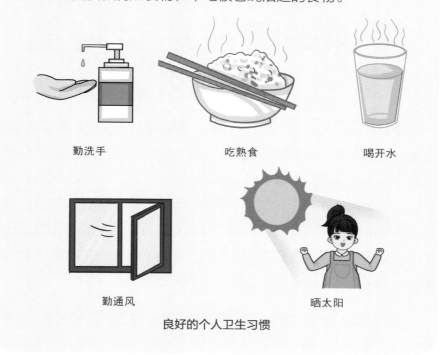

勤洗手　　　　　　吃熟食　　　　　　喝开水

勤通风　　　　　　　晒太阳

良好的个人卫生习惯

　　（3）避免与患有痢疾或腹泻的患者密切接触：患者接触的物品应定期清洁、消毒，避免病菌经物品接触造成传播。

　　（4）保持健康生活方式：加强锻炼，增强身体的抵抗能力。避免暴饮暴食，降低胃肠道的抵抗能力。

（宋　杨　常昭瑞）

关键词

脊髓灰质炎　疫苗　接种

48. 为什么
中国已经没有小儿麻痹了，还要
接种脊髓灰质炎疫苗

　　脊髓灰质炎，俗称"小儿麻痹"，是由脊髓灰质炎病毒引起的急性传染病，主要影响年幼的儿童。在没有疫苗的时候，脊髓灰质炎是造成儿童肢体麻痹的主要原因。病毒通过受污染的食物和水传播，经口腔进入体内并在肠道内繁殖。90% 以上受感染的人没有症状，但他们排泄的粪便带有病毒，以此传染给他人。少数感染者出现发热、疲乏、头痛、呕吐、颈部僵硬以及四肢疼痛等症状。仅有极少数感染者，由于病毒侵袭神经系统导致不可逆转的瘫痪。

　　1988 年，WHO 提出了"全球消灭脊髓灰质炎"的目标。经过各个国家的努力，通过疫苗接种、加强疾病监测与管理，全球消灭脊髓灰质炎工作取得很大进步，病例数从 1988 年的 35 万例下降到 2022 年的 30 例。脊髓灰质炎野病毒流行国家数从 125 个，减少到 2 个。但是由于脊髓灰质炎是以隐性传播为主的传染病，只要有一个国家有脊髓灰质炎病毒的传播，所有国家的儿童就都有感染该病的危险。因为受感染的人口流动，可造成脊髓灰质炎病毒跨地区或跨境传播，并可在未接受免疫接种的人群中迅速传播蔓延。因此，虽然我们国家已经没有脊髓灰质炎病例，但为了保持有效的抗体水平，避免输入的病毒在我国发生传播，我国儿童还是需要接种脊髓灰质炎疫苗。

专家说

脊髓灰质炎主要威胁人群有哪些

主要影响 5 岁以下儿童。但如果人群抗体水平较低，也可引起大年龄组儿童以及成年人发病。

我国儿童脊髓灰质炎疫苗的接种程序

儿童 2 月龄和 3 月龄各接种 1 剂脊髓灰质炎灭活疫苗（IPV），4 月龄和 4 周岁各接种 1 剂二价脊髓灰质炎减毒活疫苗（bOPV）。

IPV 为肌内注射，每次 0.5ml/ 支。bOPV 为口服接种，液体剂型每次 2 滴（约 0.1ml）；糖丸剂型每次 1 粒。

关键词

脊髓灰质炎 疫苗 接种

健康加油站

我国以往是否发生过脊髓灰质炎野病毒输入事件

我们国家最后的本土脊髓灰质炎野病毒病例，发生于 1994 年。1995—1996 年期间，我国云南省发现了 4 例输入性脊髓灰质炎病例。1999 年青海省发现输入性脊髓灰质炎病例 1 例。2011 年新疆维吾尔自治区南疆地区发生脊髓灰质炎野病毒输入性疫情，导致当地脊髓灰质炎的流行，共报告病例 21 例。

健康
云课堂

如今的孩子
为什么还要接种脊灰疫苗

（温 宁 尹遵栋）

49. 脊髓灰质炎疫苗
有好几种，有什么区别吗

疫苗保护健康！接种脊髓灰质炎（简称"脊灰"）疫苗是消灭脊灰最有效的手段。脊灰疫苗有减毒活疫苗（OPV）和灭活疫苗

（IPV），我国使用 OPV 和 IPV 两种疫苗预防脊灰。接种脊灰疫苗后可刺激机体产生主动免疫，预防相应型别的脊灰。脊灰病毒有 3 种血清型（Ⅰ、Ⅱ、Ⅲ型），各型间无交叉保护。

OPV 于 20 世纪 60 年代初上市，具有理想的局部免疫（肠道和咽部）和全身免疫效果。按照 OPV 所含疫苗病毒组分，OPV 又分为三价 OPV（tOPV，含全部Ⅰ、Ⅱ、Ⅲ型疫苗病毒）、二价 OPV（bOPV，含Ⅰ、Ⅲ型 2 种疫苗病毒）和单价 OPV（mOPV，含Ⅰ、Ⅱ、Ⅲ型疫苗病毒中的 1 种），均为口服接种。

目前，我国常规免疫在用的只有 bOPV，有液体剂型和糖丸剂型两种。糖丸剂型一次口服一粒，液体剂型一次口服两滴。

IPV 含脊灰病毒 3 个血清型，肌内注射接种。中国有两种 IPV 单苗供应，分别为来源脊灰野病毒的 IPV（wIPV）和来源脊灰疫苗病毒的 IPV（sIPV）。wIPV 为进口产品，sIPV 为国产产品。IPV 有单苗，也有与一种或多种其他疫苗抗原制成的联合疫苗。

划重点：脊灰疫苗该怎么打

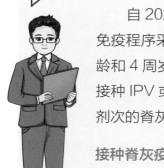

自 2020 年 1 月 1 日起，我国脊灰疫苗儿童常规免疫程序采用序贯免疫，为 2、3 月龄接种 IPV，4 月龄和 4 周岁接种 bOPV。如果儿童家长自愿选择全程接种 IPV 或含 IPV 成分的联合疫苗，可认为完成相应剂次的脊灰疫苗接种，4 岁可不再接种 bOPV。

接种脊灰疫苗安全吗

接种脊灰疫苗是安全的。但如同其他疫苗一样，

脊灰疫苗也可能会出现接种后的不良反应。这些不良反应通常是轻微的，并且通常会在几天内自行消失，极少出现严重反应。多年的实践证明，我国目前使用的 OPV 和 IPV 是安全有效的。

（杨　宏　尹遵栋）

关键词

肝吸虫病　淡水鱼生　胆管癌

50. 为什么吃**淡水鱼生**可能会**致癌**

无论是池塘、水库，还是湖泊和江河里的淡水鱼，无论是野生的或者人工养殖的淡水鱼，都有可能感染华支睾吸虫（又称"肝吸虫"）。华支睾吸虫不仅感染人，还可感染猫、犬、猪等哺乳动物。如果人通过生食或半生食被感染的淡水鱼生（生鱼片），里面的华支睾吸虫就会进入人体，寄生在肝脏胆管系统，虫体的机械性刺激及其分泌物、代谢产物的毒性导致出现肝吸虫病的一系列表现，如腹痛、腹泻、营养不良、疲倦乏力、肝区隐痛、肝肿大等临床表现，还可能并发胆囊炎、胆管炎和胆管阻塞等，晚期可出现肝硬化、腹水，还可能引起胆管上皮细胞增生而致癌变，导致胆管癌，严重危害人体健康。WHO 国际癌症研究机构（IARC）于 2009 年确认华支睾吸虫是胆管癌的一类致癌生物。

专家说

没吃过生鱼片就不会感染肝吸虫了吗

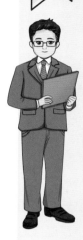

肝吸虫病主要因为吃了含有华支睾吸虫囊蚴的生鱼片所致，喝酒、吃大蒜、蘸芥末等并不能杀死鱼肉中的囊蚴。如果鱼肉没煮熟，里面的华支睾吸虫囊蚴没被杀死，也会感染人。家里的砧板生熟不分、吃了与生鱼片搅拌在一起的配菜，也有可能感染华支睾吸虫。

肝吸虫病在哪些地方流行

主要流行于中国、韩国、朝鲜、越南北部和俄罗斯部分地区，其中 85% 感染者分布于我国，我国肝吸虫病流行于 20 多个省份，大多分布在广东、广西、黑龙江和吉林等地，与当地生吃淡水鱼虾的习惯有关。

感染了华支睾吸虫该怎么办

感染了华支睾吸虫需要治疗。吡喹酮是治疗肝吸虫病的首选药物。另外，阿苯达唑对治疗肝吸虫病也有一定的效果。

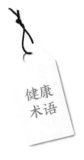

健康
术语

华支睾吸虫： 又称肝吸虫，是一种寄生在人体肝脏胆管系统的寄生虫，其生活史复杂，需要两个中间宿主，第一宿主为淡水螺，常见的有纹沼螺、赤豆螺、长角涵螺等；第二宿主为淡水鱼、虾，常见的有草鱼、青鱼、鲢鱼、鲤鱼、鲫鱼等。肝吸虫病的传染源为带虫者、患者和保虫宿主，保虫宿主最常见的有猫、犬、猪等。

（钱门宝　孙军玲）

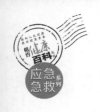

51. 为什么说**酒精**不能杀死

淡水鱼生里的**寄生虫**

在我国的广东、广西和东北地区，流传着一种地方特色菜肴——淡水鱼生。当地群众为防止生食鱼肉引起肝吸虫病，在民间一直流传着一个"杀虫秘籍"，就是"一口鱼生一口白酒能杀虫"，那这样的方法是否能杀死鱼里的寄生虫呢？

人们生食或半生食含有华支睾吸虫囊蚴的淡水鱼虾会引起华支睾吸虫病。多项研究结果表明，日常生活中饮用的白酒，即使是高度烈酒其酒精浓度也无法在短时间内杀灭淡水鱼生中的囊蚴。因此"边吃鱼生边饮酒"，完全无法起到杀死囊蚴的目的，且喝酒还会进一步加重肝脏的负担，是"雪上加霜"的行为。

专家说

如何预防肝吸虫病

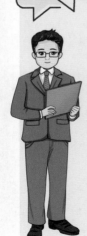

淡水鱼生虽然鲜美，但是喝酒、吃大蒜、蘸芥末等方法并不能杀死鱼肉中的华支睾吸虫囊蚴，存在寄生虫感染的风险。要确保食物的安全，就要彻底煮熟煮透食物，不吃生鱼、生虾，特别是淡水鱼虾；同时，注意餐具生熟分开，洗鱼、抓鱼后要洗手，守住"虫从口入"关。

肝吸虫病的危害

人群对华支睾吸虫普遍易感。肝吸虫病的症状因人体感染华支睾吸虫的数量、有无重复感染及个体免疫力不同而有所差异。虫体的机械性刺激及其分泌物、代谢产物的毒性是主要致病因素。肝吸虫病早期感染一般无明显症状，或者仅表现为一些轻微的症状，如腹痛、腹泻、消化不良等，长期慢性的感染逐渐导致肝胆系统损害，从而引发多种肝胆系统并发症，如胆囊炎、胆管炎和胆管阻塞等，晚期可出现肝硬化、腹水，还可能引起胆管上皮细胞增生而致癌变，导致胆管癌。儿童感染华支睾吸虫会造成营养或代谢紊乱，是患儿生长发育障碍的主要原因。

（周长海　孙军玲）

52. 为什么海鱼做的**生鱼片**也有**健康风险**

　　像往常一样，大快朵颐一顿海水鱼做的生鱼片后，却为什么突然腹痛难忍，浑身起疹子？是海鱼片的质量有问题吗？还是自己对什么过敏了？除海鱼片本身变质的情况外，还要考虑可能感染了异尖线虫病。人因生食含活的异尖线虫幼虫的海鱼而感染该疾病。

醋泡、盐渍可以杀死异尖线虫吗

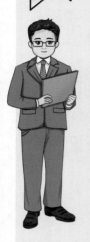

异尖线虫的幼虫常见于海洋鱼类（鲐鱼、小黄鱼、带鱼）、洄游性鱼类（鲑鱼、沙丁鱼）体内，较少出现在淡水鱼体内。用盐腌渍或醋泡、柠檬汁腌制的鱼，都不能完全杀死异尖线虫，人们通过食用这些加工方法的海鱼片，有可能引起感染。

如何处理海鱼片可以避免感染异尖线虫

海鱼片在80℃煮10分钟以上再食用即可避免感染异尖线虫；如果喜欢生食，在家烹制时，可以将海鱼在−20℃冷冻至少24小时。通过以上两种处理方式，异尖线虫可全部被杀死。

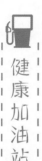

健康加油站

异尖线虫病的症状有哪些

异尖线虫病病例的症状及轻重程度与感染虫数、寄生部位和持续时间有密切关系。根据幼虫侵入部位，可分为胃异尖线虫病、肠异尖线虫病、食管异尖线虫病、肠外异尖线虫病，其中以胃受累最为常见。从吃下生鱼片到出现症状一般需2~20个小时，肠异尖线虫病潜伏期较长，一般在吃生鱼片后1~5天发病。具体表现除腹痛、恶心、呕吐、腹泻等胃肠道症状外，有时可伴有荨麻疹等。肠外异尖线虫病，可引起腹膜炎、嗜酸性肉芽肿和皮下包块，常被误诊为恶性肿瘤。

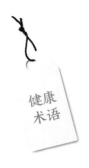

异尖线虫：属于蛔目，蛔亚目，异尖科。成虫形似蛔虫，寄生在鲸、海豚、海豹、海狮等海洋哺乳动物的胃中，随宿主粪便排虫卵入海水中；在海水温度适宜（约10℃）时，卵内幼虫脱壳而出，发育为第二期幼虫；第二期幼虫被海水中的甲壳类动物（第一中间宿主）如磷虾等吞食后，即钻入体腔，并发育成第三期幼虫；当海鱼和软体动物（第二中间宿主）吞食含幼虫的甲壳类后，幼虫钻入消化道及其内脏与肌肉组织内寄生。含第三期幼虫的海鱼被海洋哺乳动物（终宿主）吞食后，幼虫钻入其胃黏膜内成群生长，发育为雌、雄成虫并交配产卵，完成其生活史。人不是异尖线虫的适宜宿主，幼虫在人体内不能发育为成虫，一般在 2~3 周内死亡。

（张米祺　孙军玲）

53. 为什么**不**能
生吃福寿螺

我们常常在各种水体周围看到一种鲜红色的卵块附着在岸边的岩石、木桩或植物茎秆上，其由几十到几百颗螺卵组成，这是由一种外来入侵生物——福寿螺繁殖产卵形成的。福寿螺是广州管圆线虫的中间宿主，吃螺蛳是我国的传统美食文化，但各地吃食的方式不同，极少数地方饮食文化独特，生吃或半生吃福寿螺，这是极不可取的。福寿螺需在高温加热 7 分钟以上，螺体内的广州管圆线虫幼虫才会被杀死。当人们生食或半生食含有广州管圆线虫第三期幼虫的福寿螺时，幼虫会钻入肠壁，进入人体内，部分虫体经血液循环到达大脑，进而引起嗜酸性粒细胞增多性脑膜炎，出现发热、急性剧烈头痛、恶心呕吐、嗜睡、颈项强直、活动受限、抽搐等症状，少部分表现为精神行为异常。及时积极治疗大部分可痊愈，未及时治疗可能导致死亡，或留有后遗症。

专家说

除不能生吃福寿螺外，广州管圆线虫病还有哪些感染途径

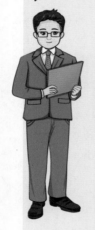

人因生食或半生食含有广州管圆线虫的中间宿主和/或转续宿主而感染，生吃被幼虫污染的蔬菜、瓜果或喝生水也可感染。常见的中间宿主有褐云玛瑙螺、福寿螺和蛞蝓，此外还有皱巴坚螺、短梨巴蜗牛、中国圆田螺和方形环棱螺。转续宿主有黑眶蟾蜍、虎皮蛙、金线蛙、蜗牛、鱼、虾和蟹，甚至蜥蜴、蜈蚣、蛇等。有实验表明，白酒并不能彻底地杀死寄生虫。如果将体内含有广州管圆线虫的蜈蚣、蛇等用来泡酒而又处理不当，未能将寄生虫彻底杀灭，人喝下去就可能会被感染。

生活中如何预防广州管圆线虫病

（1）不生食或半生食螺、蜗牛、蛞蝓、青蛙、虾、陆蟹等。

（2）生、熟食分开，不吃未经清洗的蔬菜，不饮生水。

（3）勤洗手，尤其是在进行园艺或种菜等活动后。

（郭云海　孙军玲）

54. 为什么生吃螃蟹或螯虾
有可能导致**急性肺部感染**

醉蟹、腌蟹是很多地方的美食，可是有一种寄生虫病与这种特殊的饮食习惯密切相关。这种寄生虫病就是肺吸虫病，又称并殖吸虫病，是由并殖吸虫寄生于人体引起的急性或慢性的地方性寄生虫病。并殖吸虫在国内主要有卫氏并殖吸虫和斯氏狸殖吸虫两种，卫氏并殖吸虫主要引起以肺部病变为主的全身性疾病，临床表现为咳嗽、咳出铁锈色或烂桃样痰、胸痛、咯血等症状，但因其有游走特性，还可造成身体任何组织和器官的新、旧病变，故临床表现极为复杂，在浙江与东北地区多见；斯氏狸殖吸虫在人体引起的主要病变是游走性皮下包块和渗出性胸膜炎，其在移行过程中所造成的损害较卫氏并殖吸虫更为显著，局部和全身反应也较强烈，该病在云南、四川、江西等地多见。

人是怎么得肺吸虫病的

人主要因生吃或半生吃含有并殖吸虫囊蚴的淡水蟹类、蝲蛄而致感染。猪、野猪、兔、鸡、棘腹蛙、鼠、鸟等动物食用了被感染的淡水蟹和蝲蛄，并殖吸虫幼虫可长期停留在其体内不发育，人若生吃或半生吃这些动物的肉，可能被感染。生饮含有囊蚴的溪水也有可能被感染。

如何预防肺吸虫病

预防的关键措施主要是加强宣传教育，杜绝"病从口入"，防止食入生或半生的溪蟹、蝲蛄以及野生动物的肉，尤其要加强对学龄儿童的宣教，改变他们捕捉溪蟹同时生食的行为。

（黄继磊　陈　曦　孙军玲）

生吃蝌蚪　曼氏迭宫绦虫　裂头蚴病

55. 为什么**不**能**生吃蝌蚪**

说起蝌蚪大家都不陌生，但很少有人会将蝌蚪与美食联系起来，然而在我国部分地区，蝌蚪确实被当作一道菜肴端上餐桌，而且在民间有"生吞活蝌蚪可以败火治疗疥疮"的说法，这些偏方还被记录在某些医药古籍中。蝌蚪是否能清热解毒没有定论，但生吞活蝌蚪会极大增加我们感染寄生虫的风险。在野外，蝌蚪体内经常会寄生一种绦虫（曼氏迭宫绦虫）的幼虫，我们称为原尾蚴，人若生吞了被感染的蝌蚪，幼虫便会寄生在人体组织内发育成裂头蚴，裂头蚴继续在人体内移行，根据寄生部位的不同，给人体造成不同程度的损害，这种疾病被称为裂头蚴病。据统计，裂头蚴最喜欢寄生的人体部位依次是：眼部、四肢躯干皮下、脑部、口腔颌面部和内脏，严重时可造成失明和癫痫。

专家说 **除了生吃蝌蚪，还有哪些感染曼氏迭宫绦虫的途径**

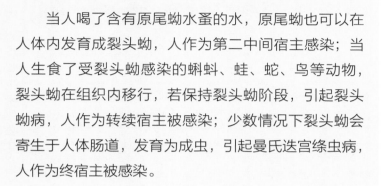

当人喝了含有原尾蚴水蚤的水，原尾蚴也可以在人体内发育成裂头蚴，人作为第二中间宿主感染；当人生食了受裂头蚴感染的蝌蚪、蛙、蛇、鸟等动物，裂头蚴在组织内移行，若保持裂头蚴阶段，引起裂头蚴病，人作为转续宿主被感染；少数情况下裂头蚴会寄生于人体肠道，发育为成虫，引起曼氏迭宫绦虫病，人作为终宿主被感染。

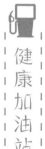

健康加油站

曼氏迭宫绦虫是如何发育生活的

感染蝌蚪的原尾蚴是曼氏迭宫绦虫的幼虫阶段，该虫的成虫主要寄生于猫、犬的肠道内，也可寄生于人体肠道。虫卵随粪便排出体外后，在水中孵化出钩球蚴，钩球蚴被水蚤吞食后，发育成原尾蚴，水蚤被蝌蚪吞食后，原尾蚴进入蝌蚪体内，当蝌蚪发育成为蛙后，原尾蚴也发育成为裂头蚴，寄生于蛙的肌肉和皮下。当蛙被猫、犬等动物吞食后，裂头蚴在猫、犬的肠道内发育为成虫，这就完成了生活史的循环。

（诸廷俊　孙军玲）

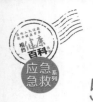

56. 为什么**生吃猪肉或牛肉**会感染**寄生虫病**

关键词

囊尾蚴病　绦虫病　旋毛虫病

现代人饮食多样，吃西餐时不喜欢吃全熟的牛排；吃火锅时肉一烫就捞出来吃；吃炒肉丝和熘肉片时，喜欢短时间爆炒就出锅，从而使肉质鲜嫩。这些饮食行为很容易感染寄生虫病，包括绦虫病、囊尾蚴病和旋毛虫病等。

绦虫病主要分为三种，猪带绦虫病、亚洲带绦虫病和牛带绦虫病。食用生或未煮熟的猪肉时，若肉内含有猪带绦虫幼虫（囊尾蚴），进入人体后就可导致猪带绦虫病；若肉内含有猪带绦虫虫卵，可能导致猪囊尾蚴病（囊虫病），囊尾蚴寄生在人皮下组织、肌肉、脑等组织器官，其中寄生于脑部可引起脑囊尾蚴病，临床症状较重，严重者可导致死亡。亚洲带绦虫幼虫（囊尾蚴）主要寄生于猪肝脏，生食猪肝或烹制猪肝时没有充分加热则不能杀死肝脏内的囊尾蚴，当囊尾蚴进入人体后，就可导致亚洲带绦虫病。牛带绦虫幼虫（囊尾蚴）主要寄生在牛的肌肉组织内，生食牛肉或烹制牛肉时没有充分加热都不能杀死肌肉组织内的囊尾蚴，当囊尾蚴进入人体后，就可导致牛带绦虫病。若猪感染了旋毛虫，而人又吃了不熟的猪肉，旋毛虫的囊包就会进入人体，导致旋毛虫病。

如何预防绦虫病和旋毛虫病

首先，要注意个人的饮食卫生，改掉吃生肉的习惯，在吃猪肉或牛肉的时候，一定要确保熟透了再吃；

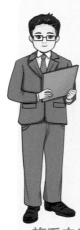

其次，厨房生、熟餐具要分开。

绦虫病的早期表现

绦虫病患者早期没有明显症状，如果不小心吃了生肉，在排便的时候要留意粪便内是否有节片出现，这是早期绦虫病的明显特征，如果在粪便内发现绦虫节片要及早到医院检查，若确诊绦虫病或囊虫病，要及时驱虫治疗。

旋毛虫病有哪些临床表现

旋毛虫病是由旋毛虫寄生于人体所致的一种人兽共患寄生虫病，因生食或半生食含有旋毛虫幼虫包囊的猪肉等动物肉类而感染，临床表现为在急性期有发热、水肿、皮疹等过敏反应，继而肌肉剧烈疼痛，以腓肠肌为甚，皮肤呈肿胀硬结感，重症患者常感咀嚼、吞咽、呼吸、眼球活动时疼痛。

（刘剑峰　孙军玲）

57. 为什么**生吃荸荠**易得**姜片虫病**

对于生食或半生食肉类，有些人心生恐惧，可是对于脆甜的菱角、荸荠等水生植物，很多人甘之如饴。实际上，在部分地

区，菱角、荸荠也存在寄生虫感染，布氏姜片吸虫（简称"姜片虫"）就是其中常见的一种。

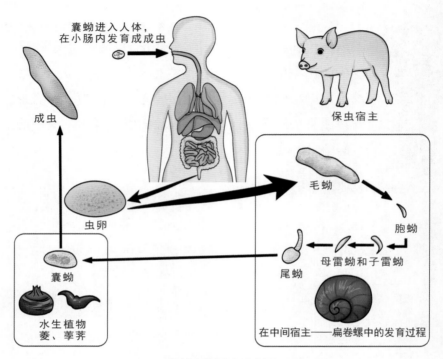

姜片虫生活史示意图

　　姜片虫因其外观形似生姜片而得名，是寄生于人体的最大吸虫。其成虫寄生在人或猪的小肠内，卵随粪便排出，进入水中，孵出毛蚴；毛蚴钻入扁卷螺（中间宿主）内发育为尾蚴；尾蚴成熟后离开扁卷螺并附着在菱角、荸荠、茭白、藕等水生植物上形成囊蚴。人若生吃了这些水生植物或用牙啃皮，囊蚴进入体内在肠道经 1~3 个月发育为成虫。猪是保虫宿主，除菱角、荸荠等水生植物外，猪食用水浮莲等也会感染。

如何预防姜片虫病

　　人感染姜片虫主要因摄入了含有姜片虫囊蚴的水生植物。姜片虫囊蚴不耐高热，在沸水中 1 分钟或阳光下暴晒 1 天即死亡，因此为预防姜片虫病，日常生活中需做到不生食荸荠、菱角、茭白等水生植物，若要食用可煮熟或沸水烫 5 分钟后再食用，若生食需用刀削皮后再食用，不要用牙齿啃皮。

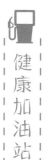

健康加油站

得了姜片虫病有什么症状

　　轻度感染一般无明显症状；感染较重的时候可出现腹痛、腹泻和消化不良，排便量多、稀薄恶臭或腹泻与便秘交替出现，甚至发生肠梗阻。儿童反复感染可能出现低热、消瘦、贫血、水肿、腹水，以及智力减退和发育障碍等，少数可因衰竭、虚脱而死亡。

如何诊断和治疗姜片虫病

　　姜片虫病可通过病原学检查确诊，患者粪便中查出姜片虫虫卵或查到成虫，即可确诊得了姜片虫病。确诊得了姜片虫病后，可在医生的指导下口服驱虫药进行治疗，首选的治疗药物是吡喹酮，治疗有效率为90% 以上，也可以采用阿苯达唑进行治疗。

（朱慧慧　孙军玲）

四

媒介和动物源性
传染病

58. 为什么说土拨鼠虽然可爱，但也很危险

关键词

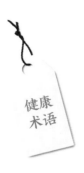

土拨鼠 鼠疫

近年来，土拨鼠因为短胖的四肢，胖乎乎的肚子，圆圆的脑袋，小小的耳朵，可爱的尾巴，看起来呆萌的外表，和能与人类互动的个性，成为互联网上的"萌宠网红"。然而，不少小伙伴会有这样的疑问："为什么这么可爱、呆萌，可以互动的土拨鼠，还很危险呢？"

土拨鼠很危险的原因主要是土拨鼠可以感染并传播鼠疫耶尔森菌。土拨鼠是鼠疫的主要宿主，一旦其感染鼠疫耶尔森菌，其身上的跳蚤在叮咬土拨鼠后，再叮咬人便可以传播鼠疫。此外，人类也可以通过直接接触或捕食携带鼠疫耶尔森菌的土拨鼠而感染鼠疫耶尔森菌。一旦人感染鼠疫耶尔森菌后得不到及时的、有效的治疗，病死率较高，且如果引发肺鼠疫，则可能在人群中快速传播，引起暴发，危害严重。

健康术语

鼠疫：是由鼠疫耶尔森菌引起的一种自然疫源性疾病，原发于啮齿动物之间，并可以引起人间流行，是《中华人民共和国传染病防治法》中规定的甲类传染病。

主要宿主：指能保证鼠疫在特定生态系统中长期延续的物种（主要指啮齿动物），我国目前有 14 种啮齿动物分别为不同鼠疫自然疫源地的主要宿主。

老鼠 鼠疫

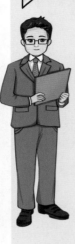

专家说

我国哪些地方的土拨鼠（旱獭）容易感染鼠疫耶尔森菌

　　土拨鼠是俗称，在我国指旱獭。我国有灰旱獭、长尾旱獭、喜马拉雅旱獭和草原旱獭四种，四种旱獭都是鼠疫的主要宿主。我国境内的灰旱獭和长尾旱獭鼠疫疫源地主要分布在新疆地区；喜马拉雅旱獭鼠疫疫源地主要分布在西藏、青海、四川、甘肃和新疆等地；草原旱獭鼠疫疫源地主要分布在内蒙古地区。

如何防止感染鼠疫耶尔森菌

　　在鼠疫疫源地区进行放牧等野外活动时，做好个人防护；不在野生动物居住的洞口附近坐卧、玩耍，防止被蚤类叮咬；不接触、不剥皮、不煮食病死旱獭；发现鼠疫患者或疑似鼠疫患者应及时报告；有类似鼠疫症状应及时就医等。

（周晓磊　李　超）

59. 有**老鼠**的地方
就有**鼠疫**吗

　　老鼠是日常生活中较常见的动物，常出没于下水道、厨房、杂物堆、垃圾堆等地方，都是容易孳生细菌、病毒的地方。说到老鼠传播的疾病，大家可能首先想到的就是鼠疫，在普遍认知中人们会觉得鼠疫很可怕，会把很多老鼠传播的疾病都看成是鼠疫，这时很多人就会有这样的疑问："有老鼠的地方就有鼠疫吗？"

并不是有老鼠的地方就有鼠疫，原因主要包括两点：一是鼠疫有特定的自然疫源地。鼠疫自然疫源地的形成是由鼠疫耶尔森菌、宿主、媒介和自然地理条件长期演化而来的。二是鼠疫有特定的宿主。老鼠是否能成为鼠疫耶尔森菌的宿主取决于老鼠的生态 - 地理学特征，如分布特点、数量动态、对鼠疫耶尔森菌的感受性、菌血症的形成等。

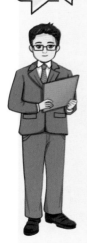

现在还有鼠疫吗

现在还是有鼠疫的，人间病例较少，但在动物间是常见的。通过在动物间开展监测工作，我们每年都会在不同地区发现动物疫情。

鼠疫是怎么传播的

鼠疫的传播途径主要有媒介传播、接触传播和空气传播。媒介传播指跳蚤叮咬传播；接触传播指人类通过猎捕、宰杀、剥皮、食肉等方式直接接触时传播；空气传播指肺鼠疫患者的呼吸道分泌物中含有大量鼠疫耶尔森菌，患者在呼吸、咳嗽时将鼠疫耶尔森菌排入空气中，形成细菌微粒或气溶胶感染他人。

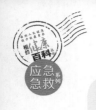

鼠疫有哪些临床症状

鼠疫的潜伏期一般为 1~6 天，多为 2~3 天，个别可达 8~9 天。临床上有腺鼠疫、肺鼠疫、败血症型鼠疫等各种类型，每种类型的主要症状不同，一般的临床表现包括发病急剧，体温突然上升至 39~40℃，头痛剧烈，有时出现中枢神经性呕吐、呼吸促迫，很快陷入虚弱状态，脉搏 120 次 /min 以上，血压下降，白细胞计数增高等。

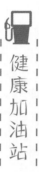

健康加油站

我国现在哪些地方有鼠疫自然疫源地

截至 2022 年底，我国鼠疫自然疫源地主要分布在河北、内蒙古、辽宁、吉林、黑龙江、陕西、宁夏、甘肃、青海、新疆、江西、浙江、广东、广西、四川、贵州、云南、西藏和福建 19 个省份。

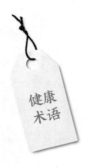

健康术语

鼠疫自然疫源地： 指存在鼠疫自然疫源性的地区。鼠疫自然疫源性指在动物鼠疫流行过程中，鼠疫耶尔森菌寄生于特定的宿主，主要通过媒介——蚤在宿主动物间传播，不依赖于人类，长期在自然界循环延续。

（周晓磊 李 超）

60. 哪些人群需要接种
流行性出血热疫苗

流行性出血热，又称肾综合征出血热，是一种经鼠传播、由汉坦病毒引起的自然疫源性疾病，临床表现为急性发热，可伴有恶心、呕吐、腰痛及腹泻等，不同程度的出血表现，常累及肾脏。我国是流行性出血热主要流行区之一，20世纪80年代，年报告最高发病数曾超过10万例，近年来，疫情显著下降，但仍存在周期性波动。疫苗接种可有效预防流行性出血热，是个人预防该疾病最有效的办法。那么哪些人群需要接种流行性出血热疫苗呢？

一是高发省份中的高发乡镇的常住居民，高发地区的16~60岁人群应积极到本地区疫苗接种点进行全程、规范接种疫苗，保护个人身体健康。二是到流行区进行野外探险、旅游、耕种等活动，或长期从事野外工作的人员，可提前接种流行性出血热疫苗，防止被感染。

专家说

哪些人容易得流行性出血热

人群对流行性出血热普遍易感，主要以近距离接触鼠类及其排泄物的机会较多的男性青壮年农民和建筑工人为主。

人是如何感染流行性出血热的

人感染流行性出血热有多种途径，主要包括：一是接触传播。破损的皮肤接触携带有病毒的鼠类的排

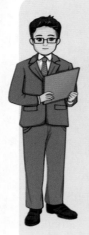

泄物、分泌物而感染。二是消化道传播。食用被病毒污染的水和食物而感染。三是呼吸道传播。携带有病毒的鼠类排泄物、分泌物在密闭环境中形成气溶胶，经呼吸道吸入而感染。

流行性出血热疫苗的接种程序是怎样的

该疫苗是灭活疫苗，规范接种程序是接种 3 剂次，接种第 1 针后 14 天接种第 2 针，第 3 针在第 1 针接种后 6 个月接种。

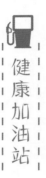

健康加油站

流行性出血热病例主要分布在哪些地区

流行性出血热病例在我国的分布既高度分散，又相对集中。除青海外，其他省份均有病例报告，东北三省、山东、陕西、河北、湖北等地发病率较高。宿主动物地区分布的不均衡，决定了每个省（区、市）、地、县、乡/镇，甚至每个村寨的人群发病的分布不均衡，而宿主动物地区分布可随食物和温度等条件而发生变化，所以地区分布又有变化性和相对稳定性。

流行性出血热哪个季节高发

流行性出血热在我国发病呈现春季和秋冬季两个发病高峰，秋冬季高峰（每年 10 月到下一年 1 月）病例数远高于春季高峰（每年 4—6 月）。

（龚 磊 李 明 宋丹丹）

61. 世界上**最危险的动物**是什么

关键词

世界上最危险的动物是什么？是老虎、狮子，还是可怕的蛇？

都不是。

世界上最危险的动物是人们身边常见的昆虫——蚊子。

蚊子不仅骚扰人类正常生活，还能通过叮刺吸血传播多种蚊媒传染病。根据 WHO 数据显示，病媒生物性疾病占传染性疾病的 17%，每年蚊媒传染病就可导致约 70 万人死亡，2022 年全球仅疟疾就发病 2.49 亿人，死亡 60.8 万人。常见蚊媒传染病包括疟疾、登革热、基孔肯雅热、寨卡病毒病、黄热病、西尼罗病毒病、流行性乙型脑炎等。

蚊媒传染病预防的主要措施为环境整治、清除孳生地和防蚊灭蚊。

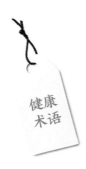

健康术语

蚊媒传染病：是以蚊作为传播媒介，将病原微生物从宿主向人传播的疾病。

无蚊村：不是一只蚊子都没有，而是指经过努力，在农村人居环境中，蚊媒密度降低到一定数值［如布雷图指数（BI）<5］之下，不骚扰人类活动，更不传播疾病。

关键词 蚊子 蚊媒传染病 灭蚊

家庭如何做好防蚊灭蚊

　　水是蚊虫容易孳生的场所，清理居家内外积水是关键，如花盆和花盆托盘，玻璃、陶瓷、金属和塑料制成的容器，一次性容器，人造景观等小积水。

　　一般措施，侧重于预防蚊虫叮咬，包括个体防护（如穿长裤、浅色衣物、驱虫防蚊剂、蚊帐等）。

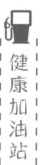

健康加油站

推广"无蚊村"建设理念，打造美丽乡村、未来乡村的健康宜居生活

　　中国长期坚持爱国卫生运动并积极实践和创新探索"One Health"理念。浙江省于 2003 年 6 月启动以整治农村环境为重点的"千村示范、万村整治"（以下简称"千万工程"），给"无蚊村"的创建打下了良好基础，2016 年启动"无蚊村"研究。"无蚊村"给"千万工程"融入了健康元素，以环境整治、清除孳生地为重点的"无蚊村"创建生根发芽。"无蚊村"已经升级为"无四害村"并推广到湖南、重庆、广西等部分地区。2022 年，"生态无蚊村"项目获得中宣部、中央文明办等主办的"全国最佳志愿服务项目"，被人民网推荐为"2022健康中国行动创新实践（地方实践）案例"。

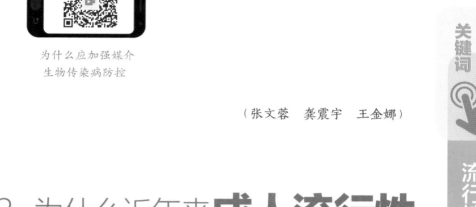

健康云课堂

为什么应加强媒介
生物传染病防控

（张文蓉　龚震宇　王金娜）

关键词

62. 为什么近年来**成人流行性乙型脑炎**患者增多

流行性乙型脑炎　成人　疫苗

流行性乙型脑炎（以下简称"乙脑"），属于我国法定报告乙类传染病。目前，我国除西藏、新疆和青海外的所有省份均有乙脑报道，主要集中于云南、贵州、重庆和四川等西南地区。近年来，以陕西省、甘肃省和宁夏回族自治区为代表的西北地区及东北局部地区发生了成人乙脑的小规模暴发。

由于我国 2008 年开始将 15 岁以下儿童和青少年纳入乙脑疫苗计划免疫管理，乙脑发病率大幅下降。而 2008 年以前出生的人群中，大多数人的免疫接种情况记载信息不详，乙脑非流行地区的成人未接种过乙脑疫苗或随年龄增长机体对乙脑病毒的免疫水平自然降低，成人乙脑发病数增加。

目前，对乙脑的预防措施主要是接种乙脑疫苗，清洁居住区周边环境，远离猪圈等养殖区，做好防蚊灭蚊工作。

乙脑目前仍无有效药物治疗，接种疫苗仍是预防该病的主要预防措施

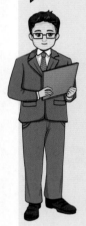

目前我国使用的乙脑疫苗有 2 种：乙脑减毒活疫苗（SA14-14-2 株）和乙脑灭活疫苗（P3 株）。

乙脑减毒活疫苗（免费）：共接种 2 剂次，8 月龄、2 周岁各接种 1 剂。减毒疫苗安全性更可靠，注射次数少，免疫效果好，适宜大部分健康儿童。

乙脑灭活疫苗：共接种 4 剂次。8 月龄接种 2 剂（每剂间隔 7~10 天）；2 周岁和 6 周岁各接种 1 剂。适宜对硫酸庆大霉素过敏、存在免疫缺陷、免疫功能低下或正在接受免疫抑制治疗的儿童接种。

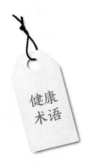

流行性乙型脑炎：又称"日本脑炎"，是由乙型脑炎病毒引起的以脑实质炎症为主要病变的中枢神经系统急性传染病，重症的病死率较高，部分病例可留有严重后遗症。

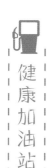
乙脑的传染源是什么

乙脑是人兽共患自然疫源性疾病，许多动物（包括猪、羊、牛、马等家畜，鸡、鸭、鹅等家禽）都可以成为本病的传染源。猪是最主要的传染源。

患上乙脑会出现哪些症状

乙脑早期症状以发热、精神萎靡、嗜睡、食欲缺乏、头痛等为主，随着病情的进展可能会出现高热、意识障碍、抽搐等表现，严重者可出现呼吸衰竭，重症病例常因累及中枢神经系统而留有后遗症，如失语、肢体瘫痪、意识障碍、精神失常及痴呆等。

乙脑病毒的易感人群有哪些

乙脑的发病对象以儿童和青少年为主，病例主要集中在 10 岁以下，以 2~6 岁的儿童发病率最高；成人型乙脑高发人群主要集中在 40 岁以上。

（张文蓉 龚震宇）

63. 为什么要防止**蜱**叮咬

蜱属于节肢动物门蛛形纲蜱螨目蜱总科，俗称"壁虱、扁虱、草爬子"，是以脊椎动物或人类血液为食的寄生动物，雌雄性蜱均可叮人吸血，是仅次于蚊的人兽共患病的重要传播媒介。蜱可携带病毒、细菌、真菌、寄生虫等种类的病原体。

蜱主要生活在山林、草原、灌木丛、野生动物巢穴、房屋室内墙壁、地面、家具的缝隙中。蜱一般寄生在野生啮齿动物、家畜、鸟类等动物皮肤较薄、不易被搔到的部位。蜱离开动物后附着在草上，可叮人、吸血。蜱吸饱血后，虫体膨胀如黄豆大小。夏秋季是蜱的活动高峰，冬天基本不活动。

蜱媒传染病主要有森林脑炎、发热伴血小板减少综合征、莱姆病、克里米亚 - 刚果出血热、立克次体病、人嗜粒细胞无形体病、巴贝虫病等 40 余种疾病。蜱传疾病多致死率较高，尤其是森林脑炎、克里米亚 - 刚果出血热、发热伴血小板减少综合征等病毒性传染病，蜱对人类的危害不可小觑。

如何防护蜱叮咬

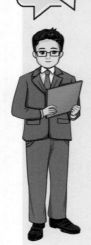

（1）减少暴露高危场所：应当尽量避免在蜱类主要栖息地，如草地、树林等环境中长时间坐卧。注意做好个人防护，穿长袖衣服；扎紧裤腿或把裤腿塞进袜子或鞋子里；不要穿凉鞋；不要在草地、树木上晾晒衣物。

（2）户外活动前加强防护：裸露的皮肤可涂抹驱避剂。

（3）进入室内前检查蜱虫：蜱常附着的部位主要在手臂下方、耳朵内侧和周围、毛发之内或周边、肚脐内侧、膝盖后侧、腰部、腿根部等。进入室内后，2小时内淋浴可降低蜱传疾病的风险。

被蜱叮后如何正确处理

一旦发现被蜱叮咬，不要用手生拉硬拽，也不要用手指将蜱捏碎。找一把尖头镊子，尽可能靠近皮肤夹住它的口器（位于头部），然后将它垂直向上拔出，不要左右摇动，以免口器断裂。

在有条件的情况下，最好使用无水酒精（碘酒、碘伏也可）棉球浸润皮肤上附着的蜱，待其麻醉后取出。

取出后，对伤口做局部消毒处理，并随时观察身体状况，若出现伤口发炎、瘙痒或有发热、头疼等不适症状，应尽快到正规医院检查治疗并告知医生相关暴露史。

（张文蓉 龚震宇）

64. 哪些人群是感染
森林脑炎的高危人群

森林脑炎是由黄病毒属中蜱传脑炎病毒所致的中枢神经系统急性传染病，蜱为其传播媒介。临床上以突起高热、头痛、意识障碍、脑膜刺激征、瘫痪为主要特征，常有后遗症，病死率和致残率均较高。

森林脑炎具有明显的 3 个特点，即地域性、季节性、职业性。

地域性：我国森林脑炎主要分布于东北的大兴安岭、小兴安岭、长白山等，西北的天山、阿尔泰山等，以及西南的川藏滇等林区；

季节性：高发季节多在春夏季（5—7 月份），8 月之后较少出现，但 9 月份有可能出现一个感染小高峰；

职业性：以林业工人、部队官兵、牧民、农民等职业人群为主，旅行者偶发。

林业人员如何防森林脑炎

森林脑炎以预防蜱叮咬和疫苗接种为主。

凡是进入疫区的林业工作人员，须采取以下措施。

（1）接种森林脑炎疫苗。

（2）进入林区时，做好个人防护，穿着防护服，避免裸露过多皮肤。

（3）离开林区时，仔细检查身上是否有蜱附着，尤其是脚踝、腹股沟、腋窝、头发等皮肤较薄处。

（4）搞好工作场所及生活周围环境的卫生，使用拟除虫菊酯类化合物加强防鼠、防蜱、灭蜱工作。

（5）若发现已被蜱叮咬，应注意观察身体情况，若出现疑似症状，宜及早就医并将相关暴露史告知医务人员。

（6）林业工作人员应提前配备医疗急救药物，加强自救健康技能。

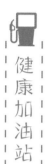

森林脑炎病毒可通过哪些途径传播

森林脑炎病毒主要依靠蜱叮咬传播，北方地区主要传播蜱种为全沟硬蜱，南方地区则是卵形硬蜱；人接触感染动物的血液也能感染；消化道途径，通过饮用未经加工的受森林脑炎病毒污染的鲜奶传播。

普通人群需要常规接种森林脑炎疫苗吗

普通人群不需要常规接种森林脑炎疫苗，接种对象为森林脑炎疫区居住者及进入该地区的8周岁以上人员。

森林脑炎灭活疫苗基础免疫为2剂次，于第0、14天各注射1剂次。建议每年的3月前完成加强免疫1剂次。

（张文蓉　龚震宇）

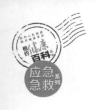

65. 哪些人群是**发热伴血小板减少综合征**的**高危人群**

发热伴血小板减少综合征（SFTS）是于 2010 年首先在我国发现一种新发病毒性传染病。主要通过蜱叮咬传播，临床表现以发热（多在 38℃以上）、白细胞和血小板减少为主。那么哪些人群是发热伴血小板减少综合征的高危人群呢？

人群对该病普遍易感。因该病的主要传播途径为经蜱叮咬传播，在山区、丘陵及林地等地方性流行区域从事采茶、耕种等野外劳作的农民，以及赴该地区野外活动的旅游者感染风险较高。另外该病也可通过直接接触患者血液及其分泌物等传播，患者的医护、陪护、探视人员，以及死亡患者的殓殡人员也具有感染风险。

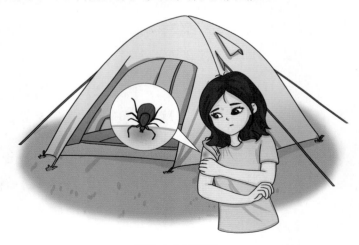

户外小心蜱出没

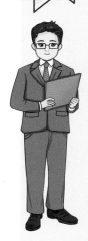

感染发热伴血小板减少综合征后的主要症状有哪些

该病的潜伏期一般为 5~14 天，多在 6~9 天。急性起病，主要症状为发热，体温多在 38℃ 以上，重者持续高热，可达 40℃ 以上，部分患者热程可长达 10 天以上。常见症状包括疲乏、恶心、呕吐等，部分患者有头痛、肌肉酸痛、腹泻等。

感染发热伴血小板减少综合征后应该怎么办

一旦出现疑似症状或体征，一定要尽早到正规医疗机构就诊，并告知医生相关暴露史，做到早发现、早治疗和正规治疗。

发热伴血小板减少综合征高危人群应如何预防

首先，户外劳作或活动时，建议着浅色光滑的长袖衣裤，扎紧裤腿或把裤腿塞进袜子、鞋子里，尽量穿胶鞋。使用驱避剂喷涂裸露在外的皮肤。户外活动后，仔细检查衣物和身体有无蜱虫附着。其次，医护、陪护人员接触患者时需要佩戴乳胶手套和外科口罩等；医护人员抢救或护理危重患者时，以及进行气管插管或其他可能产生喷溅的诊疗操作时，还要穿隔离衣和戴护目镜（或防护面罩）。

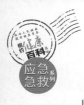

关键词

白蛉　黑热病　利什　曼原虫

发热伴血小板减少综合征病例
主要分布在哪些地区

发热伴血小板减少综合征病例分布较为广泛，主要分布在我国中部、东部地区的山区和丘陵地带，呈高度散发，但又具有较明显的区域聚集性。近年来，自然疫源地范围呈现扩大趋势。

发热伴血小板减少综合征在哪个季节高发

全年均可发病，多发于春夏季，流行期为 4—10 月，流行高峰为 5—7 月。

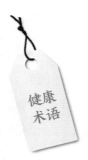

健康术语

自然疫源地： 指自然界中导致疾病传播的生物和非生物因素，通常是指那些在人类活动下被引入或扩散到自然环境中的病原体和媒介。

（龚　磊　储　娜　宋丹丹）

66. 为什么说
"小白蛉传播大疾病"

白蛉是一类体小多毛的吸血昆虫，体长大约是蚊子的 1/3，仅 1.5~3.5mm，但它是亚洲、非洲、欧洲和南美洲等地区黑热病等多种热带病的传播媒介。

黑热病，又称内脏利什曼病，是全球第二大致死性寄生虫疾病，如未及时予以特效药治疗，超过 95% 的患者在发病后 1~2 年内因并发症而死亡。该病经白蛉传播，是亲内脏的利什曼原虫寄生于人体淋巴 - 巨噬细胞系统所引起的严重的地方性传染病，主要传染源是患者、病犬（癞皮狗）和野生动物。患者潜伏期一般为 3~6 个月，主要临床表现为长期（2 周以上）不规则发热、脾肝肿大、乏力、消瘦、鼻出血、牙龈出血等，常伴随红细胞、白细胞、血小板减少，白蛋白与球蛋白比值倒置等情况。若曾去过黑热病流行区，在出现以上相关症状时，应及时就诊并进行病原或免疫学检测，避免误诊误治，延误病情。

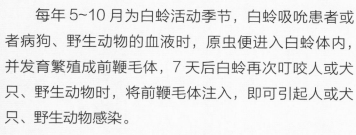

白蛉是如何传播黑热病的

每年 5~10 月为白蛉活动季节，白蛉吸吮患者或者病狗、野生动物的血液时，原虫便进入白蛉体内，并发育繁殖成前鞭毛体，7 天后白蛉再次叮咬人或犬只、野生动物时，将前鞭毛体注入，即可引起人或犬只、野生动物感染。

白蛉的生活习性和孳生环境是什么样的

白蛉孳生地广泛，凡温度湿度适宜、土质疏松且有机物质丰富的场所，如住屋、窑洞、畜舍、室外墙缝、砖石草堆下面等，均可孳生幼虫。雄蛉不吸血，以植物为食；雌蛉吸血，一般多吸人和哺乳动物的血液。白蛉一般在黄昏以后黎明之前进行吸血，白昼时雌蛉在黑暗的环境中也可吸血。白蛉的飞行能力较弱，只能做跳跃式飞行，吸血后通常栖息在周边的屋角、缝隙等阴暗、无风处。

白蛉的种类有哪些

全球可传播人类利什曼病的白蛉有 90 多种，主要属于白蛉属（旧大陆）和罗蛉属（新大陆）。我国已证实可传播黑热病的蛉种有中华白蛉、长管白蛉、吴氏白蛉和亚历山大白蛉 4 种，其分布受气候、环境、生态植被、动物血源和人类活动等影响，在我国主要出现在长江以北的农村地区。

（周正斌　张　仪　孙军玲）

67. 为什么说
癞皮狗与黑热病有关

黑热病是由利什曼原虫感染所引起、白蛉叮咬传播的一种严重影响人类身体健康的地方性传染病，患者、病犬和野生动物是主要的传染源。根据流行区地理生态环境和传染源的不同，我国黑热病流行区可分为人源型、犬源型和野生动物源型等 3 种类型。其中，犬源型黑热病的主要传染源是"癞皮狗"。癞皮狗不但和黑热病有关系，而且关系还很密切！预防犬源型黑热病，一定要加强对病犬的管理。

"癞皮狗"，即感染利什曼原虫发病的病犬，主要表现为脱毛、皮肤上出现结节、溃疡和结痂，尤其以头部，耳、鼻、脸面和眼睛周围最为显著，并伴有食欲减退、精神萎靡、贫血及嗓音嘶哑等症状，器官功能逐渐衰竭，最后死亡。

癞皮狗与黑热病是通过一种叫白蛉的昆虫发生关系的。白蛉叮咬刺吸癞皮狗的血液后再叮咬健康人时，将黑热病的病原体——利什曼原虫注入人体，造成感染，引发黑热病，导致人体出现长期不规则发热、肝脾大、贫血、白细胞减少，血小板减少或有鼻衄及牙龈出血等临床症状。

不同类型的黑热病主要分布在哪里

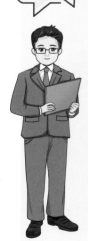

犬源型黑热病流行区广泛分布于四川、甘肃、山西、陕西、河南、河北、北京等地区，传染源主要是病犬；人源型黑热病流行区目前主要集中在新疆维吾尔自治区喀什地区的喀什市、疏附县等绿洲地带，传染源主要是患者；野生动物型黑热病流行区主要分布在新疆维吾尔自治区南部部分县区和甘肃省个别县区的荒漠和半荒漠地带，推测主要传染源可能是野生动物。

个人如何预防黑热病

做好个人防护措施可有效预防黑热病。5—9 月是白蛉活动时期，在黑热病流行地区旅居时，应使用小

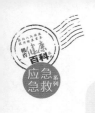

关键词

克
-
雅病
疯牛病
朊病毒

孔蚊帐，夜间户外活动时，尽量穿长衣长裤，裸露的皮肤要涂抹防蚊油或驱避剂。在犬源型黑热病流行区，应加强对犬只的管理和病犬筛查，提倡犬只佩戴驱蛉项圈，减少犬只感染。在白蛉活动季节，居民房屋可安装纱门纱窗，畜舍可使用溴氰菊酯等杀虫剂喷洒灭白蛉。

是否有治疗黑热病的特效药

目前，黑热病的特效治疗药为葡萄糖酸锑钠，经及时规范疗程治疗，绝大多数患者治疗效果良好，治愈率较高，可获得终身免疫。如未及时予以特效药治疗，超过 95% 患者将因并发症而死亡。

（李元元 孙军玲）

68. 克-雅病是疯牛病吗

关于二十世纪八九十年代在英国流行的"疯牛病"，大家应该不会陌生。1986 年英国报告首例"疯牛病"，1987—1999 年英国被证实的患"疯牛病"的动物约 17 万头以上，动物间"疯牛病"疫情在全球蔓延。经过生物学家的动物尸检，发现"疯牛"的大脑就像一块儿腐烂的海绵。最后的调查结果表明，"疯牛病"是由于牛吃了被朊病毒污染的肉骨粉饲料引起的。

人感染朊病毒可导致朊病毒病，克 - 雅病则是朊病毒病的一种。那克 - 雅病是疯牛病吗？

克 - 雅病分为散发型、变异型、遗传型和医源性四种类型，1996 年以来的研究提示，"疯牛病"可通过污染食品传染人，引起变异型克 - 雅病，故克 - 雅病不是疯牛病。

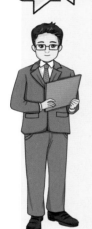

"疯牛病"会传染人吗

"疯牛病"病牛的脑组织、脊髓及视网膜等多种组织对人具有明确的传染性，人若食用了被污染了的牛肉、牛脊髓等，有可能染上致命的变异型克 - 雅病。

克 - 雅病的病因有哪些

一是外源性感染，通过食用"疯牛病"病牛肉等方式，经消化道传播或通过输血、器官移植等途径感染；二是内源性病因，即因基因突变呈家族性遗传。最常见的是散发型，无明确病因。

克 - 雅病临床表现有哪些

以认知功能障碍、进行性痴呆、帕金森表现、站立不稳、走路摇晃等共济失调、四肢抽动等为主要表现，病变发生在中枢神经系统。

克 - 雅病能治愈吗

目前，克 - 雅病尚无有效的特异性治疗方法、药物及疫苗。

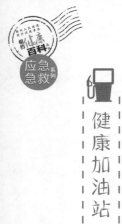

朊病毒是病毒吗

朊病毒不同于传统意义上的病毒，甚至不含遗传物质——核酸，是一种由朊粒蛋白发生错误折叠而形成的传染性病原体。朊病毒极其活跃，由于它与正常朊粒蛋白氨基酸基因序列完全一致，免疫系统无法识别并杀死它。朊病毒的独特之处是与特定形式的神经退行性疾病有关，可直接感染人和动物，主要攻击大脑中的神经细胞。

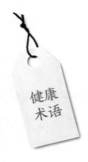

健康术语

克 - 雅病：是由朊病毒引起的一种快速进展的可致死的海绵状脑病，以慢性中枢神经系统退行性病变为特征，是人类最常见的朊病毒病。该病潜伏期长，病死率为 100%。

疯牛病：即牛海绵状脑病的俗称，是一种动物传染病，以潜伏期长、病情逐渐加重、中枢神经系统退化、最终死亡为特征，对养牛业、饮食业以及人的生命安全造成巨大威胁。

（龚 磊 陈秀芝 宋丹丹）

69. 什么是**立克次体病**

　　提到立克次体病，也许大家会有些陌生，它是一种病原体为立克次体，以鼠类为储存宿主，主要由虱、蚤、蜱、螨等媒介昆虫叮咬传播的疾病。说到这儿，有小伙伴可能会疑惑："那立克次体病有哪些？应该怎么进行预防呢？"

　　常见的立克次体病有以下三类。

　　（1）由虱传播的流行性斑疹伤寒与由蚤传播的地方性斑疹伤寒：在我国华南、华北、西南地区均有分布。

　　（2）由恙螨幼虫传播的恙虫病：在我国华南、西北、西南地区均有分布，近年来华北地区也有少量散发。

　　（3）由蜱传播的人嗜粒细胞无形体病：在我国河南、山东分布较多。

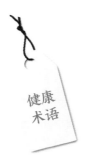

健康术语

立克次体病：是一种在世界范围内均有发生的、患者有体外寄生虫（如虱子、螨虫、跳蚤，最常见的为蜱虫）叮咬史的传染病。野外工作者、疫区旅行者、年老体弱者患病概率较高。

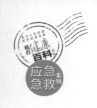

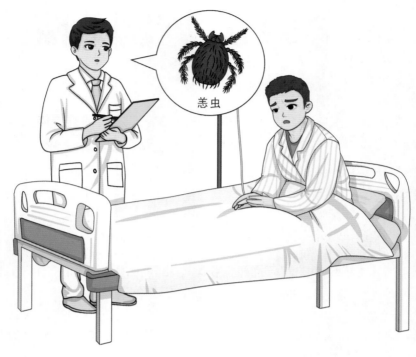

恙虫病

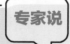 如何预防立克次体病

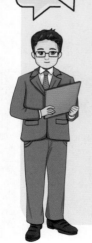

（1）无特殊情况，远离山区、丘陵、林地植被茂密处。在进入前需要扎紧裤口与袖口，出来后自我检查有无昆虫咬伤。若有咬伤应及时就医，防止发展为立克次体病患者，进而成为传染源。

（2）保持个人与居住环境的卫生整洁，灭鼠，防止蜱、虱、螨在皮肤上附着。做好个人卫生，杜绝感染立克次体病的可能。

（3）保护易感人群，重点保护年老体弱者，进入疫区、野外作业者。必要时可以接种疫苗进行预防。

立克次体病有治疗方法吗

有。治疗立克次体病可使用广谱抗生素，配合对症支持措施，治疗效果较好。

应该在什么季节重点预防立克次体病

人嗜粒细胞无形体病：夏季。传播媒介为蜱，夏季为蜱生长旺盛季。

恙虫病：南方为夏秋季，北方为冬春季。南方夏秋为雨季，恙螨可随降雨扩大传播范围；北方冬春季鼠类繁殖较快，因此恙螨传播面积也随之增大。

斑疹伤寒类立克次体病：流行性斑疹伤寒在冬春季做好预防，地方性斑疹伤寒在夏秋季做好预防。

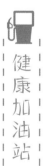

健康加油站

立克次体病有疫苗吗

目前只有预防流行性斑疹伤寒和地方性斑疹伤寒的疫苗，可以选择性接种，其他种类的立克次体病疫苗目前仍在研发中。

感染立克次体病后会出现什么症状

一般感染了立克次体病，会出现高热、头痛、皮疹、淋巴结肿大等症状。

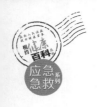

感染立克次体病后会传染给他人吗

人嗜粒细胞无形体病可以人传人，其他类型的立克次体病可通过蚤、蜱等昆虫叮咬，以及其排泄物污染伤口传播疾病。

（倪　静　龚震宇）

关键词

疟疾　按蚊　输入　传播风险

70. 为什么我国已"消除疟疾"，却仍然存在**疟疾传播风险**

殷商时代甲骨刻辞中就有了"疟"字，在《黄帝内经》等中国古籍中均有类似疟疾的记载，表明疟疾在中国流行的历史久远。1949年前，我国每年有 3 000 万疟疾病例，2021 年 6 月我国获得 WHO 消除疟疾认证，证明了历经 70 多年的疟疾防控运动，我国取得了重大的防疫成果。虽然我国已进入了疟疾消除后时期，但全球还有很多国家和地区疟疾高发流行，因跨境贸易、劳务输出和旅游等原因，我国每年仍有 2 000~3 000 例境外输入病例，而且我国境内有 24 个省份有疟疾传播的媒介——按蚊。近年来，辽宁、湖南等省均曾出现了输入疟疾病例引起本地传播的事件，提示中国本土仍存在疟疾再次传播的风险，由输入性疟疾病例导致的再次传播风险将长期存在，巩固消除疟疾成果任重道远。

另外，我国云南省与缅甸、老挝、越南接壤，边境线长达4 060km。边境地区的自然环境、气候与传播疟疾的蚊媒种群相似，且多种媒介并存。中缅边境地区缅方一侧疟疾流行严重，加之绝大部分边境地区无天然屏障，跨境人员管理难度较大，由跨境人员流动，以及感染疟原虫的蚊媒跨境飞入等因素导致的疟疾病例，造成中国边境地区输入继发传播风险较高。

专家说

哪些按蚊传播疟疾

中华按蚊、嗜人按蚊、微小按蚊、大劣按蚊等为我国主要传播疟疾的媒介。

传播疟疾的按蚊分布在哪里

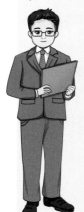

中国幅员辽阔，跨越寒温带、中温带、暖温带、亚热带和热带，由于地形的复杂多样，使气候更具复杂多样性。北纬33°以南地区，降雨量丰沛，以种植水稻等为主，稻田、水塘、河溪遍布，按蚊孳生地广泛，按蚊种类多，分布面广，种群数量大，有利于疟疾的传播。除新疆维吾尔自治区和青海省没有中华按蚊报告外，中国各地都有其分布，且在多数地区是按蚊属的优势种。中国嗜人按蚊分布范围为18个省（区、市）245个县，自2010年以来，仅在贵州省、海南省和辽宁省监测到嗜人按蚊。微小按蚊分布于中国北纬33°以南的山丘区，尤以北纬25°以南更为普遍。大劣按蚊主要分布于海南省、云南省南部、广西壮族自治区西南部等地。

（周　升　涂　宏　孙军玲）

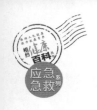

71. 去哪些**国家和地区** **旅行**需要预防感染 **登革热**

　　登革热是由登革病毒感染引起的，主要经带毒蚊虫叮咬传播的病毒性传染病，在我国为乙类法定报告传染病。登革热广泛分布在全球的热带和亚热带地区，主要在拉丁美洲、非洲、东地中海地区、南亚、东南亚以及西太平洋岛国等 100 多个国家或地区流行。近年来，我国的登革热病例主要分布在云南、广东等省份，疫情主要特点为境外输入登革热病例引起的本地传播，全年均可有病例报告，在蚊媒活跃季节高发。

登革热主要临床表现有哪些

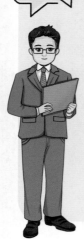

　　登革热潜伏期多为 1~14 天（从被感染的蚊子叮咬或其他暴露到症状开始的时间），临床表现以畏寒、发热为主，可伴有恶心、呕吐、头痛、眼眶痛、肌肉痛、关节和骨骼痛，以及皮肤和结膜充血、出血等症状，重症患者可出现急性心肌炎和急性心力衰竭、脑病和脑炎、急性肾衰竭和肝衰竭等重要脏器损害，甚至死亡。

登革热是如何传播的

登革热的传播媒介主要是埃及伊蚊和白纹伊蚊，它们也传播基孔肯雅病毒和寨卡病毒。这些蚊子活动的高峰在清晨和傍晚，人被叮咬主要发生在白天，多在户外，也可在室内，尤其是埃及伊蚊，可造成家庭或办公室聚集性感染。登革热一般不会发生人与人之间的直接传播，但是有实验室传播、垂直传播的报道。通过输血传播也是可能的。

如何预防感染登革热

目前，尚无特效治疗性药物和适合在我国使用的有效登革热疫苗。旅行时，要注意防蚊，如穿长衣长裤、使用防蚊驱避剂等方法避免蚊虫叮咬，及时消灭酒店等居所内的成蚊，清除蚊虫孳生地，并确保房间配有纱窗以防止蚊子进入。疑似感染登革热后，要做好防蚊隔离，及时就医。

得了一次登革热，以后还会不会再得登革热

登革病毒分为四个血清型（DEN-1、DEN-2、DEN-3、DEN-4），人感染登革病毒后，可对同型的登革病毒产生较好的免疫力，但对异型登革病毒的免疫力维持时间较短。因此，得了一次登革热，以后还可能再感染登革病毒，并发生重症的风险增加。

（黄晓霞　李建东　陈秋兰）

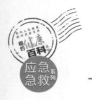

72. 去哪些**国家和地区旅行**
需要预防感染**基孔肯雅热**

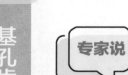

基孔肯雅热是一种由基孔肯雅病毒引起的，主要通过带毒的埃及伊蚊和白纹伊蚊叮咬传播的病毒性传染病，可伴有头痛、关节痛、肌肉痛和皮疹等症状。

专家说

哪些国家或者地区有基孔肯雅热流行

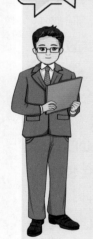

基孔肯雅热的地理分布与媒介伊蚊的分布相关，基孔肯雅病毒传播在非洲、东南亚、南亚、拉丁美洲和南美洲频繁发生，其他地方也有散在暴发的报道，累计有 100 多个国家报告了病例。我国于 2008 年首次发现输入性病例，曾引发本地传播疫情，但尚未形成稳定的疫源地。到有基孔肯雅热持续流行的国家或地区旅行有被感染的风险，应注意防范。

基孔肯雅热有哪些症状

基孔肯雅热是一种急性发热性疾病，会突然出现发热和关节疼痛，尤其影响手、手腕、脚踝和脚，潜伏期（从被感染的蚊子叮咬或其他暴露到症状开始的时间）多为 3~7 天。大多数患者几天后就会康复，部分患者关节疼痛可能会持续数周、数月，甚至数年。其他常见的体征和症状包括肌肉疼痛、头痛、皮疹和白细胞减少等，少数患者可发生胃肠、眼部、神经系统和心脏并发症。部分感染者的症状可很轻微或无症状，易被误诊。

基孔肯雅热是如何传播的

传播基孔肯雅病毒的蚊媒主要为埃及伊蚊和白纹伊蚊，它们也传播登革病毒和寨卡病毒。传播方式同登革热。

如何预防基孔肯雅热

目前没有特效抗病毒药物，疫苗尚无大范围使用的效果评价。旅行者应采取预防措施，避免在白天和晚上被蚊子叮咬，包括使用驱虫剂、穿长袖和长裤，并确保房间装有纱窗以防止蚊子进入。疑似感染基孔肯雅热后，要做好防蚊隔离，及时就医。

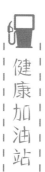

健康加油站

基孔肯雅热是如何确诊的

基孔肯雅热的诊断需根据患者的临床表现、流行病学史及实验室检测结果综合判断。初步诊断基于患者的临床特征和旅行史，近期内有疫区旅行史是最主要的流行病学证据。确诊则需要根据病毒特异性实验室检查结果作出诊断。

（杜珊珊　李建东　陈秋兰）

73. 为什么说**包虫病**是**高原虫癌**

　　棘球蚴病（又称"包虫病"）是棘球绦虫的幼虫寄生在人体所致的一种人兽共患寄生虫病，主要流行于我国西部的牧区和半农半牧区。那么包虫病会被冠以"高原虫癌"的称呼，是因为高原地区高发，健康危害严重，像癌症一样是不治之症吗？

　　高原地区特殊的地理环境（草原、牧场多，野生动物多）、生产生活方式（畜牧业发达，养犬数量多，从事皮毛等畜牧产品加工人员多）和风俗习惯（反对杀生，有大量野犬或无主犬，用牲畜内脏喂犬等）等与包虫病的传播环节和特点相一致，从而造成高原地区包虫病高发。我国流行的包虫病主要分为囊型和泡型两种类型，其中泡型包虫病，以高致死率著称，不但在影像特征上易与恶性肿瘤混淆，而且兼具浸润、转移和复发等以假乱真的特点，故又被称为"虫癌"。18世纪，泡型包虫病在刚刚被发现时，就因为和癌症的高相似度而被误认为是一种泡状胶质癌。

专家说

包虫病有什么危害

　　棘球绦虫的虫卵既能感染人类，也能感染家畜，因此它不但损害人类的身体健康，也会造成家畜使役能力下降，牲畜产肉量、产奶量下降等，直接影响畜牧业发展和养殖户经济收入。患病的犬科动物是包虫病的传染源，同时棘球绦虫成虫对犬科动物也有致病作用，犬可出现食欲减退、消化功能障碍，有时甚至引起死亡。

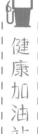

健康加油站

包虫病如何诊断和治疗

包虫病在临床上可通过血清学检测，以及 X 线、B 超和 CT 进行诊断。包虫囊肿的超声图像很具特征性，所以 B 超的诊断符合率可达 98% 以上。手术是首选治疗方法，对寄生人体各脏器的包虫病主要采取内囊穿刺摘除术、内囊完整摘除术等外科手术治疗。阿苯达唑、吡喹酮和甲苯咪唑等药物对于早期体积较小的包虫病均有一定的疗效。

（王　旭　韩　帅　孙军玲）

关键词

包虫病　高原地区　预防

74. 为什么说去 高原地区旅游 要注意预防包虫病

近些年，趁着假期出游尤其去青藏高原地区自驾游的热度攀升。说起高原地区，大家首先想到的就是独特的草原风貌、神秘的藏族文化、热情的锅庄舞和洁白的哈达。但是，你可能不知道还有一种高发的疾病，也就是包虫病。包虫病是由棘球绦虫的幼虫寄生于人体或动物体内而引起的一种寄生虫病。

家犬和狐狸等犬科动物是主要的传染源，被感染的犬或狐粪便中可能携带虫卵，若处理不慎则可能导致食物、水源、土壤及动物皮毛等被污染。人和食草动物（牛、羊和鼠等）在接触了被污染的物品后，可能通过吃饭或喝水摄入虫卵，虫卵在进入体内后可发育为棘球蚴，寄生在肝脏和肺等部位，形成包虫病。另外，许多人在放牧、剪毛、挤奶、皮毛加工等过程中也容易接触虫卵后导致误食感染。游客在进入当地后，可能并不了解这些情况，不经意地接触或误食可能会增加感染风险。

高原地区独特的地理环境、生产方式和风俗习惯等因素有利于包虫病的传播，从而造成高原地区包虫病高发的情况。当地的高山草甸供养了大量的牛、羊和鼠等食草动物，为棘球绦虫的发育提供了"育儿所"；家犬作为农牧民重要的生产资料，数量较多，兼之野生动物资源丰富，这都成了虫体繁育的"温床"。此外，藏族牧民有不随意杀生的习俗，牲畜可以放养到自然死亡，增加了牲畜感染虫卵的机会，同时流行区会存在大量野犬或无主犬，这些犬因无人喂养，可能大量捕食鼠类导致感染，往往是包虫病的重要传染源。除此之外，牧区牛羊以家庭屠宰为主，感染包囊的牲畜内脏可能会被丢弃或喂狗，增加了犬只的感染概率，进而导致包虫病的传播风险增加。

专家说

高原旅游，如何预防包虫病

　　首先，注意个人卫生，饭前便后勤洗手。其次，坚持吃熟食、喝开水和使用煮沸消毒的餐具。最后，尽量避免与狗接触、玩耍，以及和其他动物亲昵接触，或在有各种动物粪便的草原坐卧停留。

（刘白雪　郑灿军　孙军玲）

75. 野外旅游宿营
应该注意什么

　　说到野外旅游宿营，大家第一个会联想起什么呢？想必是优美的景色和清新的空气，旅游宿营虽美，但你知道应该注意什么吗？容易被哪些昆虫咬伤？被咬伤后应该采取什么措施？

　　野外宿营需要注意的宿主和病媒生物有鼠类、飞蛾、蚊虫、蜱、隐翅虫、蚂蚁、毛虫、蜘蛛、蜈蚣等。WHO 指出在野外旅游宿营时，需要提前就所选目的地进行深入了解，知晓该地潜在病媒生物，以及被咬伤后可能感染的疾病，提前做好预防与准备。

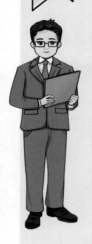

如何预防野外病媒生物叮咬

（1）尽量选择植被较少、较为干燥空旷、河流上游、交通方便的地方进行宿营，减少遇到病媒生物的机会，缩短被咬伤后的急救时间。

（2）宿营时应清除附近的杂草和病媒生物，同时设立隔离带、检查蚊帐等，做好必要的防护。

（3）遇到病媒生物时应保持冷静、尽快撤离，不要用肢体触碰昆虫躯体，防止中毒。

（4）对于体质较差者，应做好防护，外出旅游时带好蚊帐、杀虫剂、消毒伤口清洁剂或碱性肥皂、驱蚊水，穿长衣长裤、扎紧裤腿等。

若被病媒生物咬伤后应采取什么措施

被咬伤后可能会出现红肿、瘙痒、疼痛等症状，可用流动的肥皂水或盐水进行伤口清洗，对伤口进行冷敷。

确定昆虫本身是否有毒，若昆虫带毒或者在体表有昆虫口器残留，无法自行取出，以及被咬后出现高热不退、皮肤溃烂、感染等症状，应尽快就医。

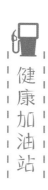

健康加油站

有无针对性预防病媒传染病的
疫苗或药物

蚊虫叮咬：大部分由蚊虫叮咬感染的疾病暂无针对性疫苗，部分蚊媒疾病有针对性药物可用于治疗，如有针对疟疾的氯喹类和青蒿素类药物。

蜱叮咬：目前美国和欧洲地区有针对蜱叮咬感染莱姆病的疫苗。国内目前主要采用新一代头孢菌素、阿奇霉素、多西环素等来治疗莱姆病等蜱传疾病。

蚤叮咬：针对鼠蚤叮咬导致的斑疹伤寒，可采用多西环素进行针对性治疗。

鼠咬伤：有疫苗可以预防流行性出血热等经鼠传播的传染病。

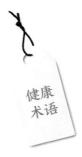

健康术语

病媒生物： 指能直接或间接传播疾病（一般指人类疾病），危害、威胁人类健康的宿主和媒介生物，包括鼠、蚊、蝇、蟑、蜱等。

（倪　静　龚震宇）

76. 你知道应该如何
防止宠物被昆虫叮咬吗

近年来，宠物几乎成了家家户户必备的"开心果"，当陪伴宠物居家或者野外游玩时，你知道宠物一般会被什么昆虫叮咬吗？如何防止宠物被昆虫叮咬呢？

宠物通常会被虱、蚤、蚊、蜱等昆虫叮咬，患上犬瘟热、莱姆病、犬心丝虫病、巴尔通体病、猫抓病等疾病。

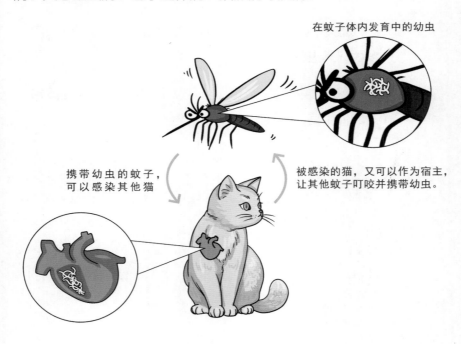

在蚊子体内发育中的幼虫

携带幼虫的蚊子，可以感染其他猫

被感染的猫，又可以作为宿主，让其他蚊子叮咬并携带幼虫。

宠物被昆虫叮咬

专家说

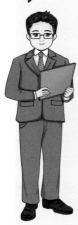

如何预防宠物被昆虫叮咬

（1）给宠物做好体外驱虫、定时为宠物洗刷皮毛、清理宠物住所、设置宠物特定活动领域。

（2）外出游玩时提前给宠物身体涂抹防虫喷剂，如驱蚊水和防蚊／防蜱项圈，远离阴暗潮湿地、植被茂密处，尽量减少宠物在草地打滚行为，回家后及时检查宠物身上有无昆虫附着。

（3）定时检查宠物身上是否有昆虫，以及被叮咬的痕迹：用手指在宠物的被毛里穿梭，如果感觉到有突起或小疙瘩，极有可能是昆虫附着或已被叮咬。

发现宠物被叮咬后，主人应该怎样进行处理

（1）若被蚊叮咬：肥皂水清理宠物，涂抹宠物专用止痒药膏与喷剂。

（2）若被蜱叮咬：采取专业手法去除宠物身上的蜱，不可用手强行拔除或者捏碎。去除蜱虫后再用碘酒或酒精做好局部消毒。

（3）若被虱叮咬：浸泡除虱药浴、喷洒除虱粉或除虱药，清洗宠物住所防止其二次被叮咬，最好选用含有除虫菊酯或烯虫酯成分的喷药，减少对宠物的伤害。

宠物被昆虫叮咬患病，应该怎样治疗

及时送医，兽医会根据不同症状进行对症下药，使用止痒喷剂、退热药、抗感染药等对宠物进行医治。

宠物被叮咬后会出现哪些症状

宠物会出现瘙痒、发热、喘气、躁动不安、食欲减退、疼痛、不断搔抓患处从而出现皮肤破损或感染等症状。

宠物因被叮咬而患病是否会传染给主人

宠物被昆虫叮咬患上的疾病一般并不会直接传染给人类，但宠物身上的昆虫若没有及时去除，继而叮咬人类，可能会导致人类患病，如人被蜱叮咬易患莱姆病等。

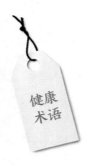

健康术语

莱姆病：是一种以蜱为媒介，由伯氏疏螺旋体所致的传染病。

猫抓病：是一种被汉赛巴尔通体感染的猫抓伤或咬伤而感染的传染病。

巴尔通体病：是一种由巴尔通体属细菌引起的传染病。这一病原体属于革兰氏阴性杆菌，可以感染多种哺乳动物，包括人类。巴尔通体的传播主要通过虫媒，如蜱虫和跳蚤，但也可以通过直接接触感染动物的血液或分泌物而传播。

（倪　静　龚震宇）

77. 为什么感染**血吸虫**会导致"**大肚子病**"

"大肚子病"是民间对血吸虫病的一种形象的描述，患者身体瘦瘦，肚子大大，这是晚期血吸虫病的表现之一。为什么感染血吸虫会让人患上"大肚子病"呢？血吸虫病是由血吸虫寄生于人和哺乳动物所引起的疾病，在我国特指日本血吸虫病。人体在首次感染或再次大量感染血吸虫尾蚴后可致急性血吸虫病，出现发热、咳嗽、腹痛、腹泻、肝肿大等症状，甚至死亡。在血吸虫病流行区，一些人反复感染或大量感染血吸虫尾蚴，未经及时、彻底的治疗，经过较长时间的病理发展过程，可能会发展成为晚期血吸虫病，患者可出现门静脉高压症、腹部增大和腹胀等症状，表现为四肢消瘦、肚大如鼓，因此民间也称为"大肚子病"。

怀疑自己感染了血吸虫应当怎么做

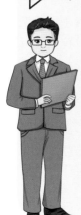

如果怀疑在流行区接触过可能含有血吸虫尾蚴的水体，出现发热等症状，要及时到相关医疗卫生机构进行检查和治疗。

是否有药物可以治疗和预防血吸虫病

吡喹酮是目前唯一在流行区广泛使用的高效、低毒的血吸虫病口服治疗药物，蒿甲醚和青蒿琥酯也可用于预防血吸虫病。

 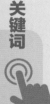
居民怎样能够避免感染血吸虫

在血吸虫病流行区，居民应当注意安全用水，尽量避免接触可能存在钉螺孳生的水源。在抗洪救灾等情况接触疫水时，应采取必要的防护措施，如穿戴胶鞋和手套、涂抹"防蚴灵"等避免皮肤直接接触水源。此外，使用无害化厕所、对粪便进行无害化处理等可防止粪便中的血吸虫虫卵污染环境。对于需要持续接触危险水体的人群，可进行预防性服药。

（郭苏影　许　静　孙军玲）

78. 野外"玩"水需谨防哪些寄生虫病

野外活动，尤其是在自然水体中游泳、玩耍，虽然能带来乐趣和放松，但也可能存在感染多种寄生虫的风险。自然水体中，特别是未经处理的湖泊、河流或溪水中可能存在多种寄生虫，当人们接触或饮用被这些寄生虫污染的水源时，就可能在毫无察觉的情况下感染水源性寄生虫病。常见的水源性寄生虫病包括但不限于血吸虫病、隐孢子虫病、贾第虫病、肠阿米巴病等，这类疾病可引发一系列健康问题，如轻微的皮肤病变、严重的内脏损害，甚至危及生命。

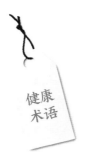

血吸虫病：在我国特指日本血吸虫病，是由日本血吸虫尾蚴感染、成虫寄生于人体门静脉系统引起的一种寄生虫病。

隐孢子虫病：是由隐孢子虫引起的一种人兽共患寄生虫病，主要症状是腹泻，已被 WHO 列为最常见的 6 种腹泻病之一。

贾第虫病：是由蓝氏贾第鞭毛虫感染并在人体内寄生引起的以胃肠道症状为主要临床表现的寄生虫病。

肠阿米巴病（阿米巴痢疾）：是由溶组织内阿米巴寄生于人体肠道引起的寄生虫病，是导致严重腹泻的主要原因之一。

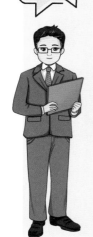

得了这些寄生虫病会有什么症状

症状因寄生虫而异。血吸虫病可能引起发热、腹痛、腹泻、肝脾肿大等症状；贾第虫病、隐孢子虫病、肠阿米巴病等常可引起以腹泻为主要临床表现的胃肠道相关疾病。

水源性寄生虫病是如何传播的

不同水源性寄生虫病传播途径不同。如：血吸虫病通过接触含有血吸虫尾蚴的水体传播；隐孢子虫病的传播方式之一为饮用被隐孢子虫卵囊污染的水；贾第虫病主要通过饮用被蓝氏贾第鞭毛虫包囊污染的水传播；肠阿米巴病主要通过饮用含有溶组织内阿米巴包囊污染的水传播。

野外"玩"水有哪些注意事项

在血吸虫病流行区，尽量避免在湖泊、河流等自然水体中游泳或玩水；在抗洪救灾等必须接触水体时，应采取防护措施，如穿戴胶鞋和手套、涂抹"防蚴灵"等。此外，不随便饮用野外的生水，确保饮用的水经过适当的过滤和消毒处理。

关键词

晚期血吸虫病　肝纤维化　治疗

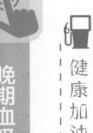

健康加油站

是否有疫苗或药物可以预防这些寄生虫病

对于某些寄生虫病，如血吸虫病，存在预防性药物，但最佳的预防措施仍然是规避高危因素，安全用水，避免接触或饮用风险水源。

（张利娟　王　强　孙军玲）

79. 为什么**晚期血吸虫病**不能根治

在血吸虫病流行区，曾有大量晚期血吸虫病患者因治疗无效死亡或丧失劳动能力。截至 2022 年，我国尚存晚期血吸虫病患者近 3 万例。为此，有人提出疑问："为什么已经有治疗血吸虫病的特效药，而晚期血吸虫病患者还是不能被根治呢？"

这主要是由血吸虫的致病机制决定的。血吸虫病是一种免疫性疾病，血吸虫感染人体后发育、成熟并交配产卵，虫卵随血流沉积在肝脏等组织并不断释放抗原，引起宿主的炎症反应，进而形成虫卵肉芽肿和肝纤维化病变，并造成永久性的肝损伤。有效的杀虫治疗并不能逆转这些病变，还会引发门静脉高压、肝硬化、腹水、消化道出血等并发症，从而发展为晚期血吸虫病。因此，晚期血吸虫病不能被根治。

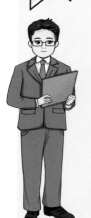

晚期血吸虫病有哪些临床症状

晚期血吸虫病的主要临床症状为门静脉高压症、腹部增大和腹胀、食欲减退、不规则腹痛、腹泻、乏力、消瘦、身材矮小等。临床分型包括巨脾型、腹水型、结肠肉芽肿型和侏儒型 4 种类型。

晚期血吸虫病该如何治疗

晚期血吸虫病的治疗重点是对血吸虫虫卵抗原引起的慢性炎症反应所导致的不同阶段肝损伤进行适当处理，越早发现肝纤维化越容易治疗，甚至可能逆转肝纤维化，从而降低病死率、提高患者的生活质量。临床上可根据患者的症状和体征，实施病原治疗、抗纤维化治疗、对症治疗、并发症处理等内科治疗，以及脾切除手术等外科治疗。

如何预防晚期血吸虫病

在血吸虫病流行区生产生活时，如接触了可疑水体，并有发热、腹泻等症状，一定要及时到当地医疗

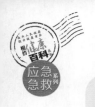

卫生机构检查是否感染了血吸虫。血清抗体阳性、粪便虫卵阳性及肝纤维化指标异常情况要及时规范服用吡喹酮，必要时服用护肝药物、进行抗纤维化治疗及对症治疗。做到早发现、早诊断、早治疗，阻断晚期血吸虫病的发生。

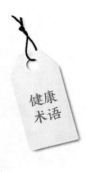

晚期血吸虫病：是血吸虫病的一种类型，因反复或大量感染血吸虫尾蚴，未经及时、彻底的治疗，经较长时间的病程发展所致，其病理基础为肝纤维化，是血吸虫病最严重的转归。

（邓王平　孙军玲）

五

其他
传染病

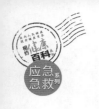

80. 为什么洪涝灾害后
钩端螺旋体病发病风险增加

关键词

钩端螺旋体病 洪涝灾害 风险

钩端螺旋体病（简称"钩体病"）是由各种不同型别的致病性钩端螺旋体所引起的一种急性全身性感染性疾病，属自然疫源性疾病，鼠类和猪是两大主要传染源。我国大部分地区的气候条件适合钩端螺旋体生长、繁殖，动物宿主的种类繁多，加之我国洪涝灾害频发，存在钩体病暴发的潜在风险。

为什么洪涝灾害后钩体病的发病风险增加了呢？一是大雨将地面土壤稀释接近中性，为钩端螺旋体的生存、繁殖提供了有利条件，致使家畜、动物的带菌量增加，排菌时间也随之延长。二是洪水泛滥时鼠洞及牲畜饲养场被洪水淹没，同时大批鼠类和牲畜迁移至未被淹没的地区，增加了疫水和宿主的传播范围。三是在抗洪救灾时人与疫水接触的可能性增加，钩端螺旋体可通过破损的皮肤、黏膜侵入人体内。

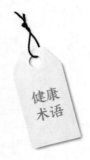

健康术语

疫水： 是指被细菌、病毒、螺旋体等微生物，以及寄生虫所污染的，具有传染性的水源。

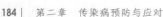

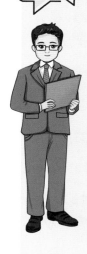

钩体病的主要症状有哪些

临床上常见的症状有发热、头痛、全身无力、小腿肌肉酸痛、浅表淋巴结肿大、眼睛发红等，严重者可造成肝、脑、肺、肾等重要器官损伤，并危及生命。

钩体病的传播途径有哪些

（1）直接接触传播：人通过直接接触受感染的动物（猪、鼠、犬等）或接触感染动物尿液污染的土壤或水而感染。

（2）消化道传播：进食被鼠尿污染的食物和水，经口腔和食管黏膜也可感染。

（3）其他：有报道称经鼠、犬咬伤后也可感染。

哪些人容易感染钩体病

人群普遍易感，但发病率的高低与接触疫水的机会和机体免疫力有关。感染的高危人群包括农民、渔民、救灾人员、在受洪水影响地区志愿救援行动的人员、卫生工作者、污水处理工人等。

健康加油站

发生洪灾后如何预防钩体病的发生

（1）灾区居民安置点的鼠密度较高时，需开展防鼠灭鼠工作，畜粪、尿需进行堆肥和无害化处理。

（2）尽量减少或避免与疫水接触的机会，不在可疑疫水中游泳、洗衣物等。

（3）管理好猪、狗等动物，猪要圈养，不让其尿液直接流入水中。

（4）不要轻易进入陌生水体，与疫水接触的人员尽量穿长筒靴和戴胶皮手套，并防止皮肤破损，减少感染机会。

（5）参加抗洪救灾人员在进入灾区前可提前接种钩端螺旋体疫苗，与疫水接触人员可进行预防性服药。

（6）洪灾过后要做好家庭清洁和消毒，清理动物尸体、淤泥、垃圾和粪便。

（龚　磊　马婉婉　宋丹丹）

81. 什么是"懒汉病"

有这样一种"逢人不语西东"，做事情懒惰的人，我们称为懒汉。但是有时候遇到的懒汉却并不是真的"懒"，而是因为他得了一种病，叫做"懒汉病"。"懒汉病"是布鲁氏菌病的俗称，布鲁氏菌病简称"布病"，又称"波状热"，俗称"懒汉病""蔫巴病"，是由布鲁氏菌属的细菌侵入机体，引起的人兽共患的传染 - 变态反应性疾病。那么布病是怎样感染的呢？又有哪些临床表现？

感染布鲁氏菌的羊、牛、猪是主要传染源。主要传播途径有以下3种：一是通过皮肤黏膜直接接触，如检查患病牲畜生产过程；处理病畜难产、流产；饲养放牧病畜；屠宰病畜；从事皮毛乳肉加工等。二是经呼吸道感染，吸入被污染的飞沫、尘埃、气溶胶，如打扫圈舍、修剪羊毛、从事布鲁氏菌实验等工作。三是经消化道感染，如饮用未经消毒的奶制品、食用未经煮熟的牛羊肉制品等。布病主要临床表现为发热、多汗、乏力、食欲不振、体重下降、肌肉关节疼痛、头痛肝脾及淋巴结肿大。

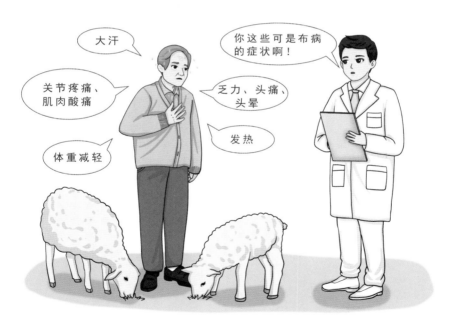

布病的临床表现

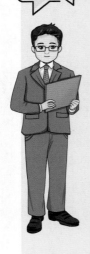

哪些人容易得布病

人群对布鲁氏菌普遍易感。以下职业人群因接触牲畜及其产品，具有高患病风险，包括：牧民、家畜饲养员、屠宰工、皮毛及乳肉加工销售人员、畜产品收购员、贩运人员、兽医、实验室人员等。

家庭如何预防布病

饲养牲畜人员要做到"购买牲畜要检疫、饲养牲畜要免疫"。家庭饲养员或与牲畜接触密切的人员，在工作时应戴手套、口罩、帽子、套袖、围裙等防护用品，工作结束后应洗手、消毒。注意饮食、饮水卫生，不吃没有煮熟的牛、羊肉，不喝生奶，饭前洗手。疑似布病者应及早检查和治疗。

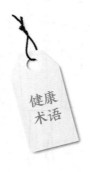

健康术语

布鲁氏菌属：一组微小的球状、球杆状、短杆状细菌，能被所有的碱性染料所着色，革兰氏染色阴性，吉姆萨染色呈紫红色。菌体无鞭毛、不形成芽孢和夹膜。主要分类有羊种、牛种、猪种、犬种、绵羊附睾种及沙林鼠种布鲁氏菌等 6 个种 19 个生物型，在中国流行的菌种主要是羊种布鲁氏菌。

（王　赢　陈秋兰）

82. 喝生羊奶会 感染**布鲁氏菌病**吗

　　有人问，喝生奶会感染布鲁氏菌病（以下简称"布病"）吗？答案是"会"。随着经济水平提高，人们更重视健康，更关注养生保健，不少居民认为购买新鲜现挤的羊奶更"绿色健康有营养"，更纯天然，没有添加剂。殊不知，生羊奶没有经过任何消毒处理，而且产奶的羊否健康、有没有检疫、运输过程中有没有被污染等信息尚难以做到完全追溯，存在一定的食品安全隐患，这会带来感染布病的风险。儿童、老年人、孕妇和免疫力低下的人群喝了未经巴氏消毒和煮沸的生羊奶，如出现长期发热、乏力、关节疼痛等不适症状，此种情况可能感染了布鲁氏菌而患了布病。最健康安全的方式就是饮用超市售卖的加工后的奶制品，此类奶制品是使用专业仪器、设备对生鲜奶进行超高温灭菌和巴氏消毒等处理的，这样既可以保留营养成分，又可以灭菌。

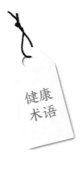

健康
术语

巴氏消毒：将牛奶加热到 62~65℃，保持 30 分钟。采用这一方法，可杀死牛奶中各种生长型致病菌，灭菌效率可达 97.3%~99.9%，经消毒后残留的只是部分嗜热菌、耐热性菌及芽孢等，但这些细菌占多数的是乳酸菌，乳酸菌有益人体健康。

炭疽　炭疽杆菌　人兽共患病

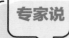

专家说

自己家中饲养羊产奶该如何食用

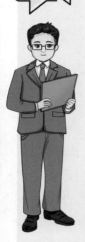

自己家中饲养的羊，挤奶全过程做好防护并严格消毒。使用单独的厨具、做好消毒，避免交叉感染。羊奶煮沸 5 分钟以上或采用巴氏消毒后，才可饮用。

除了生羊奶，生活中食用哪些食品容易得布病，该如何预防

食用生牛奶、骆驼奶或未经消毒的牛羊乳肉制品等都有患布病的风险。被布鲁氏菌感染牲畜的肉、奶、血液、内脏中均含有布鲁氏菌，未经过彻底煮沸灭菌，食用后很容易感染，导致患病。因此建议食用正规渠道购入的乳肉制品；食用经过检疫合格并彻底煮熟的牛、羊肉制品，可以有效预防布病。

（王　嬴　陈秋兰）

83. 哪些人可能得**炭疽**

炭疽是由炭疽杆菌引起的一种人兽共患病，经常发生于牛、羊、马等家畜，野生动物也可感染。人主要通过接触患病动物或其产品（羊毛、兽皮、肉类等）感染。从事特定职业的人，如牧民、农民、牲畜养殖、屠宰和动物产品加工的人员，感染风险最高，其他接触或食用患病动物或动物产品的人员也可感染。极少数情况下，从事与炭疽杆菌使用、研究、疫情处理相关职业的人员也可能因防护不当或意外事故感染。

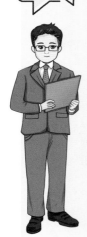

人是怎么感染炭疽的

炭疽杆菌进入人体主要有 3 种途径，接触病死动物或动物产品时经皮肤上的伤口进入体内，经呼吸道吸入污染有炭疽芽孢的气溶胶或尘埃，食用或饮用被芽孢污染的食物或水，细菌进入体内后即被激活、繁殖、在体内扩散，并引起严重疾病。

炭疽能在人与人之间传播吗

一般情况下，炭疽是不在人与人之间传播的。在极少数情况下，皮肤炭疽报告过人与人之间的传播，皮肤炭疽患者的分泌物可能具有传染性。

炭疽如何治疗

炭疽杆菌对多种抗生素敏感，出现症状应及时就医，尽早开始抗生素治疗对控制病情很重要。医生会根据患者病情选择最适合的抗生素，并进行其他对症治疗。

炭疽如何预防，不同人群怎么避免感染炭疽

炭疽发病率较低，大多数人不会接触到，一般不用疫苗进行免疫预防，对于可能接触过炭疽杆菌但尚未发病的人，可使用抗生素进行药物预防。

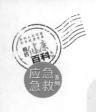
炭疽杆菌　生化武器

　　农牧民不要接触病死牲畜，发现牲畜突然死亡，不屠宰、不捕食、不售卖病死动物，及时报告动物防疫人员或疾病预防控制部门。普通人群不购买、不加工、不食用来源不明的动物产品，生肉制品应彻底烹饪熟后食用。到有炭疽发生的地方旅游的游客注意不食用生肉或未煮熟的肉类，不接触牲畜、动物产品和动物尸体，就不会得炭疽。

（魏建春　陈秋兰）

84. 为什么**炭疽杆菌**会被用作生化武器

　　2001 年，美国发生震惊世界的炭疽白色粉末事件，该事件造成 22 人感染炭疽，5 人死亡，炭疽杆菌作为"生化武器"进入公众视野。实际上炭疽杆菌早在第一次和第二次世界大战中就已经作为生化武器被使用。那么炭疽杆菌为什么会被用作生化武器呢？

　　炭疽杆菌被用作生化武器的原因主要包括：①炭疽杆菌可以形成抵抗力较强的芽孢，使其易于储存、运输和施放。②炭疽杆菌营养要求不高，容易培养，生产技术和设备要求相对较低，易于大量制备，成本低廉。③炭疽杆菌感染途径多样，可经皮肤接触、呼吸道、消化道等途径感染，可选择的施放方式多样，尤其能以气溶胶方式大规模播散。④致病力较强，潜伏期较短，肺炭疽病死率较高，对人和动物均可造成危害，环境污染后难以清除，可形成长期隐患。

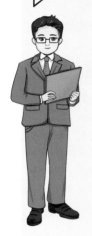

发现炭疽患者，怎么判断是自然感染还是生物恐怖袭击呢

第一，发病人群不同，自然感染人群多为牧民和农民，恐怖袭击人群不固定，且多为城市居民。第二，疾病临床类型不同，自然感染绝大多数是皮肤炭疽，恐怖袭击根据施放方式不同，感染类型不同，多数可能是肺炭疽。第三，自然感染的患者一般都接触过患病动物或动物产品，恐怖袭击可能短时间内出现患者较多，并且没有接触患病动物或动物产品的经历。

如果怀疑暴露于炭疽传染源和污染环境该怎么办

怀疑暴露后应尽快就医，遵医嘱使用抗生素进行药物预防。

得了炭疽能治吗，会不会留下后遗症

炭疽杆菌对多种抗生素敏感，皮肤炭疽病死率较低，及时治疗可治愈，不留后遗症。肺炭疽、肠炭疽如果能够及时诊断、积极治疗，治愈率也较高。

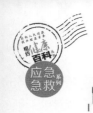

关键词

人感染猪链球菌病　人兽共患病　传播途径

炭疽有哪些类型，都有什么症状

炭疽主要有皮肤炭疽、肺炭疽和肠炭疽3种类型。皮肤炭疽是自然感染最常见的形式，最常出现在手、前臂、面、颈等暴露部位，出现斑疹、丘疹、水疱，周围组织水肿，随后形成溃疡性黑色焦痂，周围皮肤发红、肿胀、有痒无痛。肺炭疽是最致命的类型，疾病初期出现发热、寒战、疲劳、咳嗽等非特异症状，病情进展迅速，出现呼吸困难、发绀、昏迷和死亡。肠炭疽可能影响上消化道和胃肠道，常出现发热、恶心、呕吐、腹痛、腹泻等症状。

（魏建春　陈秋兰）

85. 什么是
人感染猪链球菌病

对公众而言，人感染猪链球菌病是一个比较陌生的疾病，不少人以为猪链球菌病就是猪瘟和非洲猪瘟，其实这是个认识误区。两者的致病病原体不同，猪链球菌是一种细菌，而猪瘟和非洲猪瘟的病原体都是病毒。

猪链球菌病属国家规定的二类动物疫病，是由猪链球菌感染引起的一种人兽共患病，一般认为可通过皮肤伤口、消化道等途径传染给人，食用被病菌污染的食物也可发病，病猪和带菌猪是本病的主要传染源。目前，猪链球菌有 35 个血清型，部分血清型，特别是 2 型，具有致病性，可导致人类患病。人感染后起病较急，最先是发热、畏寒、头痛、头晕、全身不适、乏力，部分患者有恶心、呕吐、腹痛、腹泻等表现；皮肤有出血点、瘀点或瘀斑；严重的会累及神经系统，引起脑炎，或引起休克等。

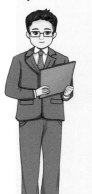

哪些人容易得人感染猪链球菌病

人感染猪链球菌病与职业有密切关系。流行病学调查表明，患者一般为病猪处理工人、屠宰场的工人及猪饲养员或接触过病猪肉的人群。

怎样判断自己是否得了人感染猪链球菌病

如果 1 周内有过与病（死）猪的密切接触，如宰杀、洗切等，并出现畏寒、高热、头痛，皮肤有出血点、瘀点、瘀斑，以及呕吐等症状，应及时到医院就诊。

个人如何预防人感染猪链球菌病

购买正规渠道来源的并经检疫合格的肉类食品；生熟食品的砧板要分开使用；在家中处理和加工猪肉时佩戴料理专用手套；养成良好的饮食习惯，肉制品彻底煮熟方可食用；接触过病、死家畜或生肉的人，如出现身体不适，应及时就医并告知接触史。

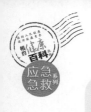

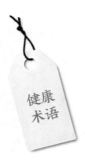
急性出血性结膜炎 红眼病 肠道病毒 70 型

从业人员如何预防人感染猪链球菌病

在日常工作过程中做好个人防护，如穿长袖工作服，戴口罩、手套、帽子等；发现疑似病猪时，要及时请兽医诊治；病死猪应就地深埋或焚烧，不宰杀、贩运、销售、食用病猪和死猪；如从业期间出现身体不适，应及时就医。

可以通过接种疫苗来预防人感染猪链球菌病吗

目前的链球菌疫苗主要用于猪，预防猪链球菌感染，还没有用于人类的疫苗。

人兽共患病： 是指由同一种病原体引起，流行病学上相互关联，在人类和脊椎动物之间自然传播的疾病，人兽共患病均为动物先行感染，再通过多种途径传播给人类。

（龚 磊 宋丹丹）

86. 为什么"红眼病"易引起家庭内传播

"红眼病"是急性出血性结膜炎的俗称。肠道病毒 70 型和柯萨奇病毒 A 组 24 型变种是主要病原体，腺病毒 11 型也可引起该病。临床表现为眼睑红肿、结膜高度充血，常伴有结膜下出血，感染后迅速出现异物感、眼磨痛、流泪、畏光以及水样分泌物增多等症状，少数患者可有全身发热、乏力、咽痛及肌肉酸痛等症状。该病属于自限性疾病，预后较好，极个别伴有神经系统症状。患者眼部分泌物及泪液均含有病毒，易在眼部不适和滴眼药时接触眼睛，手部如沾有含病毒的分泌物，通过接触门把手、水龙头、毛巾等日常公共物品（如不及时清洁消毒）传播给他人。因此，该病易在家庭、共同生活、接触频繁人员之间传播。

急性出血性结膜炎如何传播

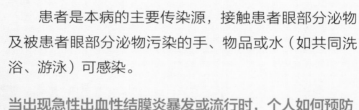

患者是本病的主要传染源，接触患者眼部分泌物及被患者眼部分泌物污染的手、物品或水（如共同洗浴、游泳）可感染。

当出现急性出血性结膜炎暴发或流行时，个人如何预防

（1）保持良好个人卫生习惯，勤洗手，尽量少揉眼睛。

（2）日常不与他人共用毛巾、浴巾、眼部化妆品或眼部护理用品。

（3）居室勤通风，保持空气流通，居家清洁。

（4）"红眼病"流行期间，尽量避免前往游泳池、浴场和游乐场等人流密集、空气不流通的公共场所；接触各类公共物品后要洗手，切忌揉眼、搓脸。

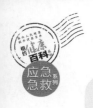
（5）若家中有"红眼病"患者，其毛巾、脸盆等洗脸用具应严格分开使用。患者接触使用的物品，应采用含氯消毒剂擦拭消毒或煮沸消毒。接触患者使用过的物品后，应充分清洁或消毒手部。

（6）一旦得了"红眼病"，要及时到正规医院就医，并按医嘱进行规范治疗，防止眼部并发症的发生；应尽量居家休息，饮食清淡；自觉避免进入公共场所或参与社交活动，降低传播扩散风险。

（常昭瑞　宋　杨）

87. 为什么要在**出生后 24 小时内**及时接种**首针乙肝疫苗**

关键词　首针乙肝疫苗　及时接种　24 小时

我国乙肝疾病负担严重，现有 7 000 多万名慢性乙肝病毒感染者。我国于 2002 年全面实施新生儿乙肝疫苗免费接种，将新生儿和儿童作为乙肝疫苗接种的重点人群，尤其强调新生儿首剂乙肝疫苗要在出生后 24 小时内及时接种，主要原因如下。

首先，乙肝病毒可通过血液传播、性接触传播和母婴传播，其中母婴传播是最重要的传播方式。疫苗上市前，我国乙肝病毒感染者中近一半是母婴传播所致。其次，乙肝病毒感染时的年龄越小，发展为慢性乙肝的风险越高。新生儿感染乙肝病毒，因自身免疫功能尚不健全，很难有效清除病毒，约 90% 可发展为慢性，未来还可能进一步发展为慢性肝炎、肝硬化、肝癌。此外，研究数据显示，新生儿首剂乙肝疫苗接种时间越早越好，出生后 24 小时内及时接种首剂乙肝疫苗，可显著提高母婴阻断效果。如果乙肝病毒表面抗原（HBsAg）阳性妈妈所生新生儿延迟首剂乙肝疫苗的接种，将会增加围生期母婴传播的风险。

乙肝疫苗的安全性如何

　　几十年来，乙肝疫苗的大规模接种已证实其安全性良好。乙肝疫苗接种后的一般反应主要为发热和注射部位红肿等；过敏性皮疹和过敏性紫癜等异常反应，发生率在 1/10 万剂以下。

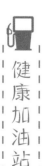

《国家免疫规划疫苗儿童免疫程序及说明（2021 年版）》——乙肝疫苗

　　乙肝病毒感染产妇所生新生儿：出生后 12 小时内尽早接种第 1 剂乙肝疫苗，同时在不同（肢体）部位注射 100IU 乙肝免疫球蛋白；体重 <2 000g 者，也应在出生后尽早接种第 1 剂乙肝疫苗；并在婴儿满 1 月

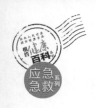

龄、2 月龄、7 月龄时按程序再完成 3 剂次乙肝疫苗接种；接种最后一剂乙肝疫苗后 1~2 个月进行乙肝病毒表面抗原和抗体检测，若发现乙肝病毒表面抗原阴性，并且抗体阴性或 <10mlU/ml，可再按程序免费接种 3 剂次乙肝疫苗。

乙肝病毒感染状态不详产妇所生新生儿：出生后 12 小时内尽早接种第 1 剂乙肝疫苗。

未感染乙肝病毒母亲所生新生儿：出生后 24 小时内接种第 1 剂乙肝疫苗，最迟应在出院前完成。

（王富珍　尹遵栋）

88. 为什么有些人接种乙肝疫苗后需要检测抗体，阴性怎么办

生活中有这样的一个问题，就是接种了乙肝疫苗之后，是否还需要去进行抗体检测？通常情况下，接种疫苗后均不常规推荐检测抗体，乙肝疫苗也不例外。主要原因是绝大部分人全程接种乙肝疫苗后都能够诱导产生具有保护作用的抗体，比如新生儿全程接种乙肝疫苗后抗体阳性率可达到 95% 以上。

对于一些重点人群，可考虑在乙肝疫苗接种后进行抗体检测，以明确是否产生有效保护，如医务人员等有职业暴露感染风险的人群、慢性血液透析患者、HIV 阳性和其他免疫功能低下者、乙肝病毒表面抗原（HBsAg）阳性者的性伴侣或共用针头者、HBsAg 阳性妈妈所生儿童等。

那么，接种乙肝疫苗后，如果抗体检测结果为阴性，应该怎么办？以 HBsAg 阳性妈妈所生的婴儿为例，根据《国家免疫规划疫苗儿童免疫程序及说明（2021 年版）》：母亲 HBsAg 阳性的儿童接种最后一剂乙肝疫苗后 1~2 个月进行 HBsAg 和乙肝病毒表面抗体（抗 -HBs）检测，若发现 HBsAg 阴性、抗 -HBs 阴性或小于10mIU/ml，可再按程序再接种 3 剂次乙肝疫苗。如既往检测过抗体阳性，随时间延长抗体衰减，再次检测阴性时，可不再接种疫苗，此时体内的免疫记忆依然可提供有效保护。

接种乙肝疫苗后，如果想知道是否产生抗体，应该什么时间检测

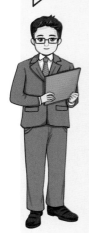

接种乙肝疫苗后，如想知道是否产生抗体，建议在最后 1 剂疫苗接种后 1~2 个月进行检测。目前全球使用的乙肝疫苗均为基因重组乙肝疫苗，HBsAg 是疫苗的主要抗原成分，如果在疫苗接种后过早检测，可能会出现 HBsAg 假阳性。疫苗全程免疫后 1~2 个月时抗体水平最高，此时检测最好，既可以及时判断是否产生保护性抗体，又可以避免因时间延长、抗体衰减而出现检测阴性。

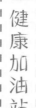

乙肝疫苗保护效果如何

乙肝疫苗的保护效果较好，新生儿全程接种乙肝疫苗后，95%以上均能产生保护性抗体，并且抗体有较强的免疫记忆，即使随着时间的延长，抗体水平逐渐下降或者发生阴转，仍对乙肝病毒感染具有保护作用。已有研究数据显示，在新生儿期接种乙肝疫苗后保护效果可持续30年以上。

（唐 林 马 超）

89. 甲肝、乙肝、丙肝、丁肝和戊肝的区别是什么

病毒性肝炎是由多种肝炎病毒引起的，以肝脏损害为主的一组传染病。按病原学明确分类的有甲型、乙型、丙型、丁型和戊型肝炎。

甲型肝炎（简称"甲肝"）是由甲肝病毒引起的，主要经消化道传播，通过摄入被甲肝病毒污染过的食物或水发生传播。甲肝多为自限性疾病，患者大多预后良好，且可获得持久免疫。

乙型肝炎（简称"乙肝"）是由乙肝病毒感染引起的，主要通过血液、性接触和母婴传播。新生儿、婴幼儿和儿童等感染乙肝病毒，

易发展为慢性。乙肝虽不能治愈，但现有抗乙肝病毒药物可有效抑制病毒复制，减少肝硬化和肝癌的发生。

丙型肝炎（简称"丙肝"）是由丙肝病毒感染引起的，主要通过血液传播，特别是共用针具静脉注射毒品，此外也可通过性接触和母婴传播。丙肝病毒感染隐匿，症状不明显，早检测、早诊断、早治疗是丙肝防治的关键。感染丙肝病毒后到正规医院接受规范的抗病毒治疗可治愈。

丁型肝炎（简称"丁肝"）是由丁肝病毒感染引起的。丁肝病毒是一种缺陷病毒，必须依赖乙肝病毒的辅助才能感染人体，因此丁肝病毒感染只发生在乙肝病毒感染者身上，传播途径与乙肝类似。

戊型肝炎（简称"戊肝"）是由戊肝病毒感染引起的，主要通过消化道传播，摄入被戊肝病毒污染的水和食物或生食含戊肝病毒的动物内脏或肉制品等传播。同甲肝相似，戊肝多为自限性疾病，患者大多预后良好。

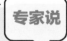

哪些病毒性肝炎可以通过接种疫苗进行预防

除丙肝尚无疫苗可预防外，甲肝、乙肝和戊肝均有疫苗，而丁肝可通过接种乙肝疫苗进行防护。我国于 2002 年和 2007 年分别将乙肝疫苗和甲肝疫苗纳入国家免疫规划疫苗，对适龄儿童进行免费接种；2012年戊肝疫苗上市，为非免疫规划疫苗，适用于 16 岁以上成年人。

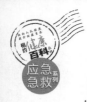

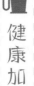

艾滋病　预防　高危行为

全球病毒性肝炎防控目标

2016 年，第 69 届世界卫生大会通过了《全球卫生部门战略：病毒性肝炎 2016—2021 年》，提出"到 2030 年消除病毒性肝炎公共卫生危害"的防控目标，即到 2030 年，乙肝和丙肝新发感染和相关死亡率较 2015 年分别降低 90% 和 65%。

（唐　林　马　超）

90. 如何预防**艾滋病**

艾滋病离我们的生活并不遥远，目前全国累计发现的人类免疫缺陷病毒（HIV）感染者已经超过 100 万例。每个人都是自己健康的第一责任人，预防和控制艾滋病，需要我们的共同参与。那我们应该如何预防艾滋病呢？

预防艾滋病要牢记"三要""三避免"。"三要"：要积极参加预防艾滋病的科普宣传和讲座，学习和了解艾滋病预防知识；要掌握艾滋病预防技能，采取防护措施，如戴安全套、自我检测操作、药物预防服务的获取；要及时阻断和检测，发生高危行为后要及时寻求疾病预防控制机构等人员的专业帮助，根据需要在发生高危行为后的 72 小时内服用药物阻断感染，即紧急服用药物预防 HIV 感染；发生高危行为后的 2~4 周，要及时进行艾滋病检测。"三避免"：避免与感

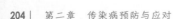

染状况不明的人发生无保护性行为；避免在醉酒、意识不清的情况下发生性行为；避免滥用精神活性物质，远离毒品。

HIV 是如何传播的

HIV 通过性接触、血液和母婴三种途径传播，性接触传播是 HIV 最主要的传播途径。

日常生活接触会传播 HIV 吗

离开人体后，HIV 对外界环境的抵抗力减弱，日常生活接触不会传播 HIV。

哪些行为是感染 HIV 的高危行为

高危行为包括：①与 HIV 感染状况不明的人（无论男女）发生性行为，没用安全套；②男性和男性之间发生了性行为，没用安全套；③与已知感染 HIV 的人发生性行为；④与他人共用针具吸毒；⑤在非正规医疗单位拔牙、文身（过程中可能使用了没有严格消毒的器具）。

为什么要大力推广使用安全套来预防 HIV 感染

近年来，我国新诊断报告 HIV 感染者中有 95% 以上通过性接触感染，安全套可以有效阻隔与感染者含 HIV 的生殖泌尿道分泌物（精液、阴道分泌液）的接触，从而阻断性接触这个传播途径。

（龚　磊　张　进　谢文琴　肖永康）

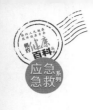

91. 艾滋病能治愈吗

艾滋病是一种危害较大、死亡率较高的严重传染病，目前不可治愈、无疫苗预防，一旦感染 HIV，体内病毒复制即开始。现有的抗病毒药物和治疗方法，虽不能治愈艾滋病，但实施规范的抗病毒治疗可有效抑制病毒复制，降低传播危险，延缓发病，延长生命，提高生活质量，减少 HIV 传播。

 专家说

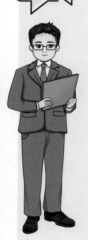

感染 HIV 后是否立即发病

艾滋病是一种慢性进展性疾病，HIV 感染者会依次经历急性期、无症状期（潜伏期）、发病早期、终末期 4 个阶段。若不及早发现并规范治疗，绝大多数感染者经过潜伏期都会发病，发病后病情发展迅速。

哪些人需要进行艾滋病抗病毒治疗

对于所有 HIV 感染者 / 患者均建议尽早接受抗病毒治疗，并充分做好治疗前咨询，排除抗病毒治疗禁忌证。

哪里可以获得免费的艾滋病抗病毒治疗

全国各省（区、市）、市、县（区）、部分乡镇均建立有国家免费艾滋病抗病毒治疗定点医疗机构。

艾滋病抗病毒治疗有哪些不良反应，如何处理

HIV 感染者刚开始服用抗病毒药物时可能会出现如恶心、呕吐、乏力、全身不适、肌痛、腹部痉挛疼痛和低热等症状。对于大多数 HIV 感染者来说，这些不良反应在抗病毒治疗开始的4~8 周后会自行缓解或消失。一旦出现药物不良反应，不能随意自行停药，应及时与医生联系沟通并寻求帮助，根据药物不良反应的类型和严重程度进行积极应对和处理。

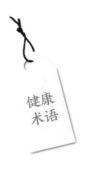

艾滋病抗病毒治疗： 即高效抗逆转录病毒治疗，通过使用几种不同种类的抗病毒药物进行治疗，以抑制体内病毒复制，所以俗称"鸡尾酒"疗法。目前抗病毒治疗需要长期服药。

（龚　磊　张　进　谢文琴　肖永康）

92. 什么是**人乳头瘤病毒**

人乳头瘤病毒（HPV）疫苗近两年非常火热，那么 HPV 究竟是什么呢？ HPV 是一种常见病毒，主要通过性接触传播。HPV 根据结构可以分为 200 多个亚型，不同的亚型可以感染人体不同的部位。按照对人体的危害可以分为低危型和高危型，低危型 HPV（如 6 型、

11 型等）与生殖器皮肤和黏膜的良性增殖有关，如尖锐湿疣等；而高危型 HPV（如 16 型、18 型等）可以引起阴道、宫颈等上皮内病变，与宫颈癌等恶性肿瘤的发病密切相关。

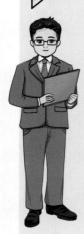

HPV 的传播途径有哪些

HPV 主要通过以下 3 种途径传播：①性传播，是 HPV 最主要的传播途径，在同性或异性性行为中的黏膜接触均可能造成感染；②母婴传播，常见于生殖道感染 HPV 的母亲在分娩过程中传给新生儿，如儿童呼吸道复发性乳头状瘤可能是患儿在分娩过程中从阴道分泌物获得 HPV 6/11 型感染所致；③皮肤黏膜传播，除子宫颈外，HPV 还可感染身体的其他部位，如口腔、咽喉、皮肤和肛门等，并诱发相应的肿瘤。

HPV 感染的高危人群有哪些

HPV 感染主要通过性行为传播，其感染率的高低主要取决于人群的年龄和性行为习惯。年轻的性活跃女性、有多个性伴侣或性生活频繁者、初次性行为年龄较低的女性、免疫功能低下人群（包括 HIV 感染者、艾滋病患者、自身免疫性疾病患者、器官移植接受者等）等都是 HPV 感染的高危人群。

在日常生活中如何预防 HPV 感染

（1）尽早接种 HPV 疫苗。

（2）保持个人卫生。

（3）避免高危性行为，避免过早发生性行为。

（4）不到环境不达标的公共澡堂、泳池、浴池等地方洗浴；在卫生条件一般的公共厕所，尽量选蹲厕不用坐厕。

（5）加强体育锻炼，保持乐观心态，增强自身免疫力。

（王晓琪　马　超）

关键词

93. 感染**人乳头瘤病毒**后一定会得**宫颈癌**吗

人乳头瘤病毒　宫颈癌

人乳头瘤病毒（HPV）感染与患宫颈癌有相关性，但并非感染 HPV 就一定会得宫颈癌。具体来说，得宫颈癌的人主要由高危型 HPV 持续感染所致。

HPV 是一种常见的生殖道感染病毒，目前已发现 200 多种 HPV 基因型。根据致癌性，HPV 分为高危型和低危型。高危型包括 HPV 16/18/31/33/35/39/45/51/52/56/58/59/68 型，其中 HPV 16 型和 18 型与宫颈癌关系最为密切。低危型 HPV 可致生殖器疣和其他良性病变。

绝大多数 HPV 感染为无症状的一过性感染，表现为轻度子宫颈上皮内瘤变（CIN1），超过 80% 的感染可在 6~24 个月内被机体清除。如果持续感染，则有可能进展为中度（CIN2）和重度（CIN3），有癌变潜能。通常 HPV 持续感染经过 10~20 年的自然演化发展为癌。

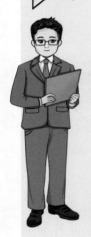

数据说 HPV 与癌症

2017 年，WHO 关于 HPV 疫苗立场文件显示，HPV 感染与全球约 4.5% 的癌症新发病例相关，全球每年与 HPV 感染相关的癌症中宫颈癌所占比例最高，约占 91%。

全球研究数据显示，HPV 16 型和 18 型感染导致约 71% 的宫颈癌；中国除了 HPV 16 型和 18 型，还应重视 HPV 52 型和 58 型，因为中国宫颈癌患者中，HPV 52 型和 58 型的占比为 14.7%，高于全球占比（8.5%）。

预防宫颈癌贴士

针对宫颈癌有比较完善的三级预防策略：一级预防，以 HPV 疫苗、健康教育和建立安全性行为为主；二级预防，以宫颈癌筛查和癌前病变治疗为主；三级预防，以治疗宫颈浸润癌为主。

（杨 宏 马 超）

94. 被**家养宠物咬伤**
应该如何**处理**

关键词

凡是被狂犬、疑似狂犬或者不能确定健康的狂犬病宿主动物咬伤、抓伤、舔舐黏膜或者破损皮肤处，或者开放性伤口、黏膜接触可能感染狂犬病毒的动物唾液或者组织，我们都认为是狂犬病暴露，需要做暴露后预防处置。

狂犬病暴露预防处置门诊也叫"犬伤门诊"或"动物致伤门诊"，一般设置在医院急诊科。可从当地疾病预防控制中心网站或者拨打健康热线"12320"查询本地狂犬病暴露预防处置门诊地址。

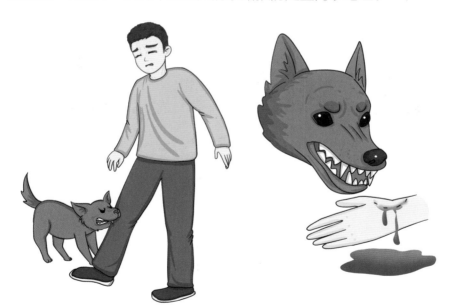

犬咬伤

狂犬病　风险评估　狂犬病暴露

专家说

哪些动物是传播狂犬病的高风险动物

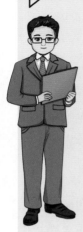

　　狂犬病在自然界的储存宿主动物包括犬、猫等食肉目动物和翼手目动物（蝙蝠），这些是狂犬病的高危动物，一旦被咬伤要及时打疫苗。猪、马、牛、羊、骆驼等家畜非狂犬病毒储存宿主，但可感染发病，传播狂犬病风险较低，被这些动物咬伤，如果怀疑其可能患有狂犬病，则应打疫苗。啮齿目和兔形目动物极少感染狂犬病。禽类、鱼类、昆虫、爬行类（如蜥蜴、蛇、龟、鳖）等不感染和传播狂犬病，被这些动物咬伤不用打狂犬病疫苗。

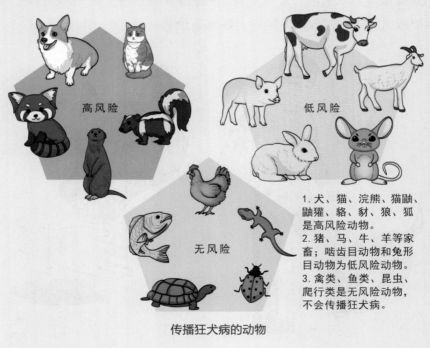

高风险

低风险

无风险

1. 犬、猫、浣熊、猫鼬、鼬獾、貉、豺、狼、狐是高风险动物。
2. 猪、马、牛、羊等家畜；啮齿目动物和兔形目动物为低风险动物。
3. 禽类、鱼类、昆虫、爬行类是无风险动物，不会传播狂犬病。

传播狂犬病的动物

如何评估伤人动物的健康状态

在评估致伤动物是否属于高风险动物后，是否需要接种狂犬病疫苗，关键还在于判断伤人动物的健康状况，能否排除其患有狂犬病。疫苗的保护率不可能达到 100%，即使家养的宠物打过狂犬病疫苗，临床医生也没有 100% 的把握确定伤人动物的健康状态。为预防 100% 致死的狂犬病，慎重起见，被咬伤后还是应该打疫苗，并继续观察咬伤动物的健康，如果 10 日后伤人的动物仍然健康，则可以排除其患有狂犬病，终止后续的疫苗接种。

在多年没有发生狂犬病的地区，如果打过疫苗的猫狗在室内饲养，没有和流浪狗或其他的野生动物接触的情况，表现健康，可以基本排除其感染狂犬病的可能，再观察 10 日仍然健康，则可以排除狂犬病。

普通人应该如何预防狂犬病

犬是我国狂犬病的主要传染源，占 95% 以上，其次是猫。为了预防狂犬病的发生，建议家养宠物及时接种狂犬病疫苗，并避免与野生动物接触。如果被可能感染狂犬病毒的动物咬伤抓伤，应该及时就医并接受相应处理。

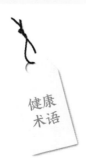

健康术语

狂犬病： 是狂犬病毒导致的人兽共患病，发病后会出现恐水、畏光、怕风等症状。狂犬病没有有效治疗手段，病死率近乎 100%。但做好预防可以 100% 防止发病。所以狂犬病的预防至关重要。

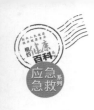

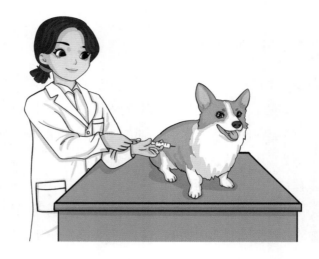

给犬打疫苗

（殷文武　陈秋兰）

关键词

狂犬病暴露前免疫　记忆反应

95. 哪些人群需要进行 暴露前免疫 以预防狂犬病

狂犬病暴露前免疫是指在发生狂犬病暴露前，对有感染狂犬病风险的个体进行预防性的狂犬病疫苗接种，从而事先启动自身免疫机制，当个体暴露于狂犬病毒时，加强疫苗接种足以在短时间内产生高效的记忆反应，从而对其进行保护。狂犬病暴露前免疫的首要目的在于保护因各种原因存在狂犬病高暴露风险的人群。

进行狂犬病暴露前免疫有哪些好处

狂犬病暴露前免疫的意义在于：一是暴露前免疫可刺激机体产生较高狂犬病毒中和抗体（RVNA）并维持一段时间，WHO认为血清RVNA ≥ 0.5IU/ml具有有效保护作用。在此期间，即使发生了意识不到的暴露，或发生暴露后由于各种原因不能及时进行狂犬病暴露预防处置，仍可保护其免于罹患狂犬病。二是即使接受暴露前免疫一段时间后，发生暴露时机体RVNA<0.5IU/mL，加强疫苗接种后很快（通常7天内）就可使机体RVNA ≥ 0.5IU/ml，更快地产生保护。三是免疫功能正常的个体接受暴露前免疫，发生狂犬病暴露后可以减少疫苗接种针次，并无须注射被动免疫制剂，减少花费的同时减少暴露预防处置导致的疼痛和不适。

哪类人群应进行狂犬病暴露前免疫

目前，我国现行的《狂犬病暴露预防处置工作规范（2023年版）》推荐的暴露前预防人员范围：狂犬病高暴露风险者应进行暴露前免疫，包括从事狂犬病研究的实验室工作人员、接触狂犬病患者的工作人员、兽医、动物收容机构工作人员、接触野生动物的研究人员、猎人等。计划前往狂犬病流行高风险国家和地区的人员也可进行暴露前免疫。

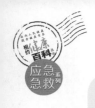

暴露前免疫需要打几针？还需要打加强针吗

暴露前基础免疫程序为第 0、7、21（或 28）天各接种 1 剂次狂犬病疫苗，共接种 3 剂次。持续暴露于狂犬病风险者，全程完成暴露前基础免疫后，在没有动物致伤的情况下，1 年后加强 1 剂次，以后每隔 3~5 年加强 1 剂次。

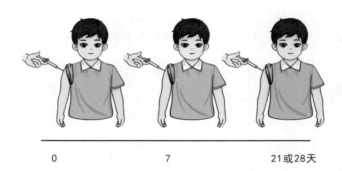

0	7	21或28天

狂犬病暴露前免疫程序

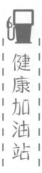

哪种情况可以推迟狂犬病暴露前免疫

对妊娠妇女及患急性发热性疾病、处于急性过敏期、使用类固醇和免疫抑制剂者可酌情推迟暴露前免疫。

（殷文武　陈秋兰）

96. 多年前被狗咬伤，还需要**补打狂犬病疫苗**吗

多年前被狗咬没打狂犬病疫苗，现在是否需要补打，这需要根据具体情况来判断。

要强调的是，狂犬病暴露是一种紧急情况，需要尽快采取暴露后预防处置措施，越早越好。三级暴露除了要打疫苗，还要注射被动免疫制剂。

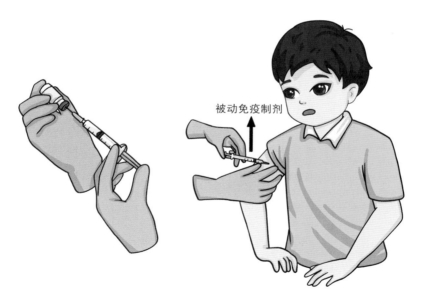

被动免疫制剂

狂犬病疫苗

关键词

狂犬病暴露 狂犬病疫苗 被动免疫制剂

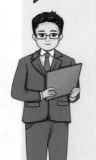

多年前被狗咬伤，还要补打狂犬病疫苗吗

首先，要看伤人犬的健康状况，如果伤人犬咬人10 日后仍然存活，则根据十日观察法，可以排除该犬患狂犬病的可能。

其次，狂犬病的潜伏期通常为 1~3 个月，超过 1 年者罕见。仅有个别病例记录潜伏期 8 年。潜伏期的长短一般与个人抵抗力、伤口部位等因素有关。如果咬伤部位在头面颈部或神经密集的地方，潜伏期通常较短。

如不能确定暴露的狂犬病宿主动物的健康状况，比如流浪狗咬伤，对已暴露数月而一直未接种狂犬病疫苗者也应当按照接种程序接种疫苗。一般来说，多年前被狗咬伤，随着时间的推移，感染狂犬病的可能性会越来越小，超过一年者再发病是罕见的，此时补打疫苗的意义不大。但如果出于对狂犬病长潜伏期的担心，经常处于恐慌状态的人，可以给予其狂犬病疫苗的接种，帮助其消除对狂犬病的恐惧。

一般群众难以作出专业的风险评估，建议咨询专业医生的意见，以确定是否需要补打狂犬病疫苗。

鉴于狂犬病是致死性传染病，我们仍要强调，发生狂犬病暴露后，要尽早、全程接种疫苗。

（殷文武　陈秋兰）

97. "破伤风针"就是
破伤风疫苗吗，有何区别

通常说的，在受了外伤的情况下要打"破伤风针"，其实是指为了预防破伤风打的破伤风抗毒素或破伤风免疫球蛋白等被动免疫制剂，而不是常规接种的含破伤风成分的疫苗。目前，我国常用的被动免疫制剂有破伤风抗毒素、人破伤风免疫球蛋白和马破伤风免疫球蛋白，被动免疫可以使人体快速获得抗体，产生短时保护。"破伤风疫苗"则是指破伤风主动免疫制剂，虽然起效相对较慢，但可以获得较持久的保护，对于未全程接种疫苗或接种史不明确的外伤患者，应尽快完成疫苗的全程接种，以便获得长期保护。

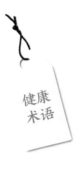

健康
术语

新生儿破伤风： 是指由于分娩过程中消毒不严格，脐部感染破伤风梭状芽孢杆菌而引起的疾病。通过住院分娩和新法接生，2012 年我国实现了 WHO 消除新生儿破伤风的目标。

非新生儿破伤风： 是指年龄超过 28 天，因破伤风梭状芽孢杆菌通过皮肤或黏膜破口侵入人体，在厌氧环境中繁殖并产生外毒素，引起的以全身骨骼肌持续强直性收缩和阵发性痉挛为特征的急性、特异性、中毒性疾病。

关键词

破伤风　疫苗　接种

专家说 接种破伤风疫苗后抗体保护水平能维持多久

完成破伤风疫苗全程免疫（3 针或 3 针以上），可获得足够高且持久的抗体水平，免疫保护作用可达 5~10 年。

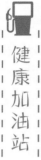 健康加油站

什么情况下可能感染破伤风

在日常生活中，破伤风的感染途径多见于以下几种：尖锐物质导致的伤口很深并产生厌氧环境；烧、烫、冻伤等产生坏死组织伤口并形成厌氧环境；被粪便、土壤、污垢或唾液污染的伤口；动物咬伤；超过 6 小时未处理的伤口或未实施正确消毒措施的手术。

感染过一次破伤风后是否还会再次感染

因破伤风致病、致死所需毒素量极低，感染后不足以刺激机体产生抗体，所以即使破伤风发病康复后，人体也不会产生免疫力。如果没有任何预防措施，感染过一次破伤风后又出现外伤，有可能会再次感染。对个体而言，长期而有效的抗体水平只能通过接种破伤风疫苗获得。

（李明爽　郑　徽）

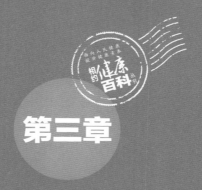

第三章

食物中毒预防与应对

食品安全

1. 怎样区分是 "水土不服" 还是食物中毒

有过长途旅行或出差的人或多或少都会有这样的经历：当我们到达目的地后的几天内，会突然有一些不舒服，比如食欲减退、腹泻、呕吐等，往往会认为自己吃坏了肚子。可到底是食物"坏"了，还是我们身体不适应呢？如何分辨水土不服与食物中毒呢？

水土不服是因为气候、饮食等生活环境突然改变对人体造成的生理影响，最明显的症状就是腹泻，可能还有精神疲乏、睡眠障碍、皮肤瘙痒等轻微不适。食物中毒，是指因食用了含有生物性、化学性等有毒有害物质的食品，或者将有毒有害物质当作食品摄入后出现的急性、亚急性疾病，主要症状有呕吐、腹泻、发热、恶心等。

食物中毒通常能找到可疑的食物，食用可疑食品和出现不适症状存在时间先后顺序，同餐人员通常会有类似的症状，进食越多则症状越重。水土不服通常是由作息起居变化太大或饮食过于刺激等引起，受个体体质影响较大，少有群体性。

专家说

去异乡如何加强肠胃的免疫力

（1）尽量保持原有的生活习惯，如果胃肠道较敏感，可以带些家乡食物，在到达目的地后适当调剂，使胃肠道逐渐适应，以减轻水土不服的症状。

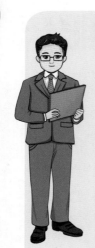

（2）少食辛辣、刺激、寒凉等食物，减少对肠胃的刺激。

（3）日常饮用蜂蜜水、酸奶等，减少因环境改变引起的胃肠道菌群失调，减轻胃肠道紊乱诱发的腹痛、腹泻等不适。

（4）补充微量元素，如茶叶中含有多种微量元素，可及时补充当地饮食中所含微量元素的不足。

旅游外出时如何预防食物中毒

（1）选择口碑较好，卫生状况良好的餐厅。

（2）食用新鲜的食材，尽量避免食用过期或存放时间过长的食物、生食和未煮熟的食材，熟食食用前尽量彻底加热。

（3）饮用瓶装水或开水。

（4）保持良好的卫生习惯，饭前便后要洗手，不方便洗手时用便携式洗手凝胶进行清洁消毒。

（5）多休息，降低因舟车劳顿导致免疫力下降而带来的感染风险。

（王晔萍　王霄晔）

2. **季节**对于**食物中毒**有影响吗

食物中毒的发生具有明显的季节性。一方面，细菌、病毒、真菌、动植物等的生长繁殖具有明显的季节特点；另一方面，人们的饮食习惯和行为活动也随季节的变换而有所不同。夏秋季节高温潮湿，以细菌性食源性疾病为主；冬春季节寒冷干燥，病毒性食源性疾病发生较多；春夏季节万物生长，易发生野生菌和植物中毒；此外，饮用自制药酒或误饮醇基燃料等导致的中毒也时有发生。食物中毒四季均可发生，尤以夏季最多。

夏秋季节为什么是食物中毒主要的高发季节

（1）夏秋季节温度适宜、环境潮湿，十分有利于细菌的繁殖和毒素的产生，食物不易保存。

（2）凉菜、凉面、冷饮等夏令食品，食用前一般不会加热，增加了发病风险。

（3）夏季野生菌生长最为茂盛，采摘野生菌尝鲜，中毒事件发生增多。

夏季人们尤其要注意保持清洁，避免食品污染，不要让食物在室温下太久，及时冷藏保存，凉菜等即做即食，不采摘食用野生菌。

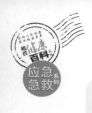

冬季寒冷，是不是微生物都被"冻死"了，食物还会变质吗

　　微生物比人类更能适应环境，使自己繁衍生存下去。低温往往只是使大部分细菌的繁殖速度下降，但仍可继续繁殖；加之暖气、空调等可使室内保持在较舒适的温度，所以冬天食物仍然会变质，需要予以关注。此外，病毒更易在低温下存活。秋冬季高发的诺如病毒引起的急性胃肠炎，其中一部分就属于食用了被污染的食品导致的食源性疾病。可被诺如病毒污染的食品种类繁多，多见于海鲜、凉拌果蔬、冷饮等，要十分小心。

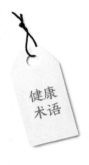

健康术语

食源性疾病：指食品中致病因子进入人体引起的感染性、中毒性疾病，包括食物中毒。其涵盖范围较广泛，除食物中毒以外，还包括肠道传染病、人兽共患传染病、寄生虫病、食物过敏，以及由食物引起的慢性中毒性疾病等。食源性疾病的发病率居各类疾病总发病率的前列，是当前世界上最突出的卫生问题之一。

（吴晓旻　王霄晔）

3. 为什么提倡食品
烧熟煮透、生熟分开

　　细菌性食物中毒是食物中毒发生最多的类别，其导致的中毒人数可以占到所有食物中毒人数的 50% 以上。食品交叉污染和未彻底加热，是人们日常生活中导致细菌性食物中毒发生最常见的原因。

交叉污染是指污染物从受污染的物品直接或间接转移到清洁食品上的过程，污染食品的源头可以是已变质或被污染的食品，食品加工人员携带的细菌，不合格的水源，被污染的食品加工设备和器具，脏乱差的存储、加工、制作环境等。合理布局、规范操作，尤其是生熟分开，可以帮助人们尽量减少交叉污染的发生。

充分彻底加热食物则可以杀死绝大部分的致病微生物及其产生的毒素，是食物入口前的重要防线，是人们日常生活中保障食物放心食用最简单有效的方法。

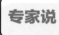

专家说

生熟分开如何做

（1）使用不同用具区分：将处理原料、半成品及成品的用具分开，并做好标记，每套用具选择不同的颜色、形状，可以更有助于区分。

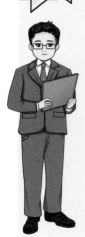

（2）随时清洗：如只有一套砧板、刀具、容器具等用具，则应在处理食物前后、处理每种食材之间，用温水清洗双手，用洗涤剂清洗厨具、案台等。

烧熟煮透如何做

（1）烹调食物时，应确保食物中心温度达到 70℃并保持 1 分钟以上，尤其是大锅菜、大块肉，使用食物温度计可有效帮助测量其中心温度。

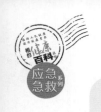

（2）有些预包装的即食食品，尤其是肉类、海鲜或水产品，虽然可以直接食用，但考虑到制作过程和存放时间的不确定性，最好加热后食用。

（3）剩饭剩菜容易孳生细菌和亚硝酸盐，一定要在冰箱内储存，且储存时间不宜过长，食用前也一定要再次充分加热。

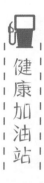

食品安全五要点

保持清洁卫生、做到生熟分开、彻底烧熟煮透、食品安全储存、食材安全新鲜。

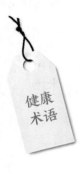

细菌性食物中毒：是指由于进食被细菌或细菌毒素污染的食物而引起的急性感染性或中毒性疾病。

（吴晓旻　王霄晔）

4. 发生**食物中毒**该怎么办

人们因吃了"有毒"的食物而生病，就是我们所说的"食物中毒"，多以恶心、呕吐、腹痛、腹泻等急性消化道系统症状为主，部分也会出现发热、头晕、头痛、全身乏力、发绀、呼吸困难等其他症状，甚至引起死亡。了解食物中毒后如何及时、科学处置很有必要。

食物中毒一般出现在进餐后 6 小时内，出现症状应及时就医，并注意保存可疑食品。若无法及时就医，可先自行采取催吐、导泻等方式进行紧急处理。

对于可疑食品进食量不大、症状较轻的人员，或者无法及时就医时，应尽快采取催吐、导泻等方法，帮助体内有毒物质排出体外，减少体内有害物质的残留和吸收；多喝糖盐水，保持电解质平衡；卧床休息，清淡饮食，必要时禁食。恢复饮食时，先食用易消化的流质或半流质饮食，如牛奶、豆浆、米汤等，多饮糖盐水，病情好转后可恢复正常饮食。

发生食物中毒后的自救互救方法

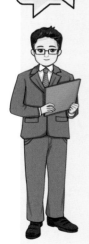

（1）催吐：若进食可疑食品在 1~2 小时内，在清醒状态下，可用手指、筷子等，刺激舌头根部或咽壁，引发呕吐。当呕吐物为较澄清液体时，可适量饮用温牛奶，以保护胃黏膜。若呕吐出血，则立即停止催吐并及时就医。

食物中毒　紧急处理　自救互救

（2）导泻：若进食可疑食品时间较长（≥ 2 小时），对精神较好、未出现腹泻及呕吐症状的患者，可采用服用泻药的方式，促使有毒物质排出体外。

自行进行紧急处理后，若症状未缓解，甚至加重，一定要及时就医。

健康加油站

《中华人民共和国食品安全法》第一百四十八条规定，"消费者因不符合食品安全标准的食品受到损害的，可以向经营者要求赔偿损失，也可以向生产者要求赔偿损失。"若在外就餐或食用购买的食品引起食源性疾病时，可拨打"12315"（消费者投诉举报专线）或"12345"（政务服务便民热线）咨询或投诉，注意保留可疑食品，及时就医，并配合疾病预防控制机构开展流行病学调查。

如何预防食源性疾病

（王霄晔）

微生物

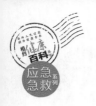

5. 为什么凉皮要尽快食用

凉皮，作为夏天不可或缺的美食之一，在制作、保存不当的情况下，极易被某些致病菌污染，继而产生毒素，食用后可导致中毒，甚至死亡。米酵菌酸，就是其中的"元凶"，毒性较强，病死率可达50%。

除凉皮以外，很多食品都容易被致病菌污染并产生米酵菌酸。一些地方特色食品，制作过程需要长时间的发酵或浸泡，有利于致病菌的生长和产毒，比如南方的吊浆粑、湿河粉、米粉，北方的臭碴子、酸汤子、格格豆等。变质的新鲜银耳，长时间浸泡的干银耳和木耳，也是造成米酵菌酸中毒的常见食品。

米酵菌酸中毒症状有哪些

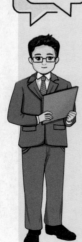

米酵菌酸中毒潜伏期一般为20分钟~12小时，少数也可长达2天。轻者恶心、呕吐、腹痛、腹泻、头痛；重者出现黄疸、肝大、皮下出血、呕血、血尿、少尿、意识不清、烦躁不安、惊厥、抽搐、休克，甚至死亡，一般无发热。

如何预防米酵菌酸中毒

米酵菌酸对热稳定，高温蒸煮等普通的烹饪方式均不能将其破坏，被污染的食品感官上并无明显变化，不易被察觉。想要避免米酵菌酸中毒，关键在于食物的新鲜程度和适当的保存条件。

（1）确保食材新鲜。凉皮、湿河粉、米粉（线）等湿米面制品保质期较短，一般仅为 24 小时。大家购买时，一定要反复确认生产日期和保质期限，建议即买即食。银耳、木耳即泡即用，当天吃完。

（2）谷物类食品储存于阴凉通风环境，防潮、防霉变。

（3）怀疑食品变质或有异样时，应立即停止食用，必要时催吐并及时就医。

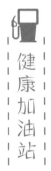

健康加油站

米酵菌酸是由唐菖蒲伯克霍尔德菌产生的一种毒素。该菌在自然界中普遍存在，主要来源于土壤，很可能会随原料加工生产过程而污染食品，玉米、小米、糯米、高粱、银耳等很多食材都很容易被污染。该菌最喜爱高温高湿的夏秋季节、阴雨天气，其最佳生长温度为 30~36℃，最佳产毒温度为 26~28℃。在食品制作或发酵的过程中，潮湿且不透气，更会助其迅速生长繁殖，产生毒素。

（王霄晔）

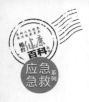

6. 为什么**食用剩饭**可能导致**食物中毒**

　　剩饭长时间存放后食用，很可能会带来健康风险。人们常常因食用了被蜡样芽孢杆菌污染的剩饭而导致食物中毒。

　　米饭、面条、馒头、米粉等含淀粉较多的食物很容易被蜡样芽孢杆菌污染，在 28~35℃ 的温暖环境中，该菌大量繁殖。此外，蜡样芽孢杆菌的芽孢具有较强的耐热性，至少 100℃ 加热 20 分钟才能被杀死。被该菌污染的食物若食用前不经过彻底加热，则会导致食物中毒。最好的方法是尽量不要剩饭，剩饭尽快冷藏保存，保存时间不宜超过 2 天，且食用前充分加热。

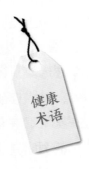

健康术语

芽孢：是产芽孢菌在营养缺乏等恶劣环境中形成的细菌休眠体。产芽孢菌可进行两种形式的繁殖：若外界环境适宜且营养充足，会进行营养菌体繁殖；若外界环境恶劣或营养物质缺乏，则成为芽孢。在高温、紫外线、电离辐射等灭杀条件下芽孢仍能存活。芽孢能够在极其艰苦恶劣的环境中，依靠"休眠"存活下来，等待条件改善后再萌发成为营养菌体。

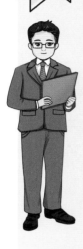

吃了被蜡样芽孢杆菌污染的食物会有哪些症状

蜡样芽孢杆菌分为呕吐型和腹泻型。呕吐型菌分泌呕吐毒素，食用后 1~5 小时可出现恶心、呕吐，伴头晕、四肢无力等；腹泻型菌可产生肠毒素，食用后 8~16 小时出现症状，以腹痛、腹泻为主。

剩饭被蜡样芽孢杆菌污染能够通过看和闻发现吗

剩饭被蜡样芽孢杆菌污染后一般不会出现明显的感官性状变化，不易被人们察觉。日常生活中，人们无法通过肉眼辨别饭菜是否被蜡样芽孢杆菌污染。

剩饭热一热是不是可以杀死蜡样芽孢杆菌，就不会中毒了

蜡样芽孢杆菌有芽孢，抵抗力较强，耐高温，普通食品企业、餐厅和家庭采用的一般消毒方法不能有效杀灭芽孢；呕吐毒素对高温和酸碱环境耐受性较强，在食品加工过程中不易被分解。如果剩饭放置时间过长，已经产生了大量的蜡样芽孢杆菌，即使将剩饭短暂地热一热也无法完全避免食物中毒的风险。

（吴晓旻　王霄晔）

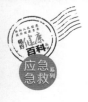

7. 为什么要小心

沙门菌食物中毒

　　沙门菌为常见食源性致病菌，据估计，世界上每年约有 1.15 亿人感染沙门菌。沙门菌对环境耐受力较强，在粪便、土壤、水中可生存数周至数年之久，具有感染性。食品在加工、运输、销售等过程中易被污染，尤其以肉、蛋、奶及其制品常见，特别是生鸡肉。

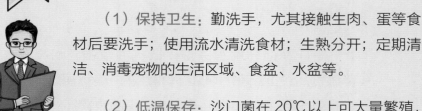

专家说　**如何减少沙门菌感染风险**

　　（1）保持卫生：勤洗手，尤其接触生肉、蛋等食材后要洗手；使用流水清洗食材；生熟分开；定期清洁、消毒宠物的生活区域、食盆、水盆等。

　　（2）低温保存：沙门菌在 20℃ 以上可大量繁殖，以 37℃ 最为适宜；在冰箱的低温环境中，虽可存活，但不易繁殖。

　　（3）彻底加热：沙门菌对热抵抗力不强，60℃ 加热 15 分钟可将其杀死。

感染了沙门菌该怎么办

（1）出现症状后立即就医，谨遵医嘱。

（2）补充足够的水分，防止脱水。胃肠不适时，以进食清淡、易消化的食物为主，如粥、面条等，避免食用油腻、辛辣食物。

（3）勤洗手，避免与他人共用餐具、毛巾等个人物品。

感染了沙门菌会传染给别人吗

沙门菌在人与人之间一般是不会传染的。其传播途径主要是进食被细菌污染的食物。但感染了沙门菌的患者或带菌者的粪便中会排出大量细菌，可能会污染食品。因此，患者及家人仍需做好防护，积极配合医生治疗。

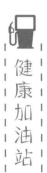

健康加油站

沙门菌的致病性危害知多少

所有人群都可感染沙门菌，尤其免疫力低下的年幼、年老、体弱者更容易被感染。感染后潜伏期一般为 2~72 小时，症状有恶心、呕吐、腹泻等，病程 4~7 天。婴幼儿免疫系统较为脆弱，感染易引发肠炎、败血症，严重者甚至死亡。

（陈　琦　王霄晔）

8. 为什么要小心
致泻性大肠埃希菌
食物中毒

致泻性大肠埃希菌可导致腹泻、呕吐、发热等急性胃肠炎症状，往往与被污染的食品或水有关，常见的被污染食品为肉、蛋、奶及相关制品，也可污染蔬菜、水果，甚至饮料等。

 专家说

致泻性大肠埃希菌导致的肠道疾病有哪些

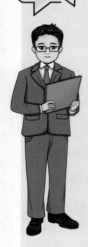

致泻性大肠埃希菌可分为多种型别。不同型别所引起的症状有所差异：①肠产毒性大肠埃希菌中毒的主要症状是水样腹泻、腹痛、恶心、低热，每天腹泻可达 8~12 次。②肠致病性大肠埃希菌主要引起发热、不适、呕吐、腹泻，粪便中有大量黏液但无血。③肠侵袭性大肠埃希菌的中毒症状与志贺菌引起的痢疾相似，发热、剧烈腹痛、水样腹泻、粪便中有少量黏液和血。④肠出血性大肠埃希菌常引起突发性的腹部痉挛，有时类似于阑尾炎的疼痛。有的患者只有轻度腹泻，有些患者由水样便转为血性腹泻。

如何预防致泻性大肠埃希菌导致的肠道疾病

（1）防止食品生熟交叉污染，并避免餐具和工作空间的交叉污染。

（2）不饮用生水，不吃生的或加热不彻底的肉和牛奶等动物性食品，不吃未洗净的水果和蔬菜。

（3）食物食用前应彻底加热，80℃加热 5~10 分钟或 100℃加热 2~5 分钟可杀灭大肠埃希菌；婴儿配方奶使用 70℃以上热水冲调，2 小时内喂哺。

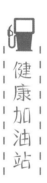

健康加油站

致泻性大肠埃希菌还会导致
其他疾病吗

免疫力低下或大肠埃希菌侵入肠道以外的组织后，可引起肠道外感染，有些可引发呼吸道、尿道等局部感染及血流感染。

肠出血性大肠埃希菌患者少数并发溶血性尿毒综合征，可出现急性肾衰竭、溶血性贫血、血小板减少等，老年人和儿童病死率较高。肠出血性大肠埃希菌感染者必须谨遵医嘱使用抗生素，不合理用药或加重病情，诱发急性肾衰竭等严重后果。

（刘　辉　王霄晔）

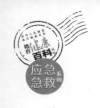

9. 为什么要小心
金黄色葡萄球菌
食物中毒

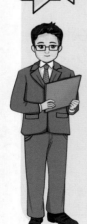

关键词

金黄色葡萄球菌　肠毒素　呕吐　食物中毒

金黄色葡萄球菌（简称"金葡菌"）常寄生于人和动物体内、皮肤脓包及环境中，通常不会引起任何症状。但在适宜条件下，金葡菌可产生肠毒素，导致食物中毒，全年均可发生，尤以夏秋为主。

被金葡菌污染后易产生肠毒素的食品多营养丰富且水分较高，如酱卤肉、烤肉、凉皮、米粉、米线、米饭、三明治等；油脂多的食物，如牛奶、奶油蛋糕、冰激凌、荷包蛋等，也十分容易在污染后产生毒素。

专家说

金葡菌引起食物中毒的症状和易感人群

金葡菌食物中毒起病急，潜伏期一般为 1~9 小时，常表现为恶心、剧烈呕吐（常为喷射状），伴腹绞痛、腹泻等。病程较短，大多可在 1~2 天内自愈，年龄越小越敏感。

在家里普通加热可以预防金葡菌引起的食物中毒吗

不可以。金葡菌耐热性较强，需要 80℃ 以上加热 30 分钟方可杀灭；其肠毒素更耐热，需 100℃ 加热 2

小时。日常烹煮难以破坏其毒性。

金葡菌食物中毒的预防措施有哪些

（1）防止金葡菌污染食物：避免带菌人群污染食物，食品加工、制作、销售，儿童保育员等重点人员须定期体检，若发生化脓性感染（如疖疮、手指化脓性伤口、化脓性咽炎等），要调离岗位。避免畜类产品被金葡菌污染，化脓性感染的禽畜肉禁用，化脓性乳腺炎奶牛产的奶禁售、禁饮。

（2）防肠毒素形成：肠毒素的产生与温度、水活性、菌量相关。37℃以下，温度越高产毒越快。20~37℃温度4~8小时可产生毒素，5~6℃需18天。因此，若食物需要保存2小时以上，可选择60℃以上保温或4℃以下冷藏，可有效避免金葡菌产生肠毒素，从而预防中毒的发生。

（乔晓芳 师 鉴）

10. 为什么**吃海鲜**可能感染 **副溶血性弧菌**

副溶血性弧菌广泛生存在于近岸海水、海底沉积物、海洋动物和浮游生物中。副溶血性弧菌引起的食物中毒多发生于5—10月夏秋季节，这与此时海水温度更适于副溶血性弧菌的生长繁殖有关。其感染来源主要为海产品（鱼、虾、蟹、贝类等）和被其污染的其他食品。我国沿海城市食物中毒有 50%~70% 是由副溶血性弧菌引起的，内陆地区居民的感染率也在不断增加。

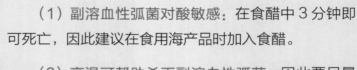

如何避免感染副溶血性弧菌

（1）副溶血性弧菌对酸敏感：在食醋中 3 分钟即可死亡，因此建议在食用海产品时加入食醋。

（2）高温可帮助杀灭副溶血性弧菌：因此要尽量避免生食海鲜，烹饪过程要加热充分、彻底。

（3）保持厨房厨具清洁卫生：副溶血性弧菌可在海水中存活 47 天，在抹布和砧板上生存 1 个月以上。生熟分开、及时清洁厨房和厨具，可避免交叉污染。

为什么熟的食物仍然可以引起副溶血性弧菌感染

（1）交叉污染：如盛放生海鲜的厨具、加工海鲜使用的刀和砧板等已经受到了副溶血性弧菌的污染却未经清洗，即使食物已经被烧熟煮透，但若仍然使用它们继续盛放和加工，那么烹饪好的食物会再次沾有未被杀灭的细菌。尤其当同餐有海产品时，其他食物被副溶血性弧菌污染的风险更大。

（2）加热不充分：想要完全杀灭副溶血性弧菌，一定要确保加热至足够的温度，并且持续一定时间。烹饪时，食物的中心温度须达到 56℃ 以上持续 5~10 分钟，才能杀死食物中的副溶血性弧菌。

副溶血性弧菌感染发病急，潜伏期多在 4~24 小时，发病时主要为急性胃肠炎症状：初期表现为腹部不适，上腹部疼痛或胃痉挛；之后表现为剧烈腹痛，脐周阵发性绞痛，伴有腹泻（多为喷射性水样便）；重者为黏液便和黏血便，可伴有恶心、呕吐、发热、头痛等。大多 1~2 天后症状减轻，一般恢复良好。

（陈　琦　王霄晔）

11. 如何预防
空肠弯曲菌感染

空肠弯曲菌主要通过粪 - 口途径传播，食用被污染的食物或水是重要的感染方式。人群普遍可感染。目前发现的弯曲菌有 40 多种，人感染后可导致疾病的主要为空肠弯曲菌和结肠弯曲菌，其中空肠弯曲菌感染率最高。目前普遍认为，空肠弯曲菌感染是导致吉兰 - 巴雷综合征（GBS）的重要因素。GBS 是一种严重的可导致急性神经肌肉麻痹的疾病，残疾率 7%~15%，病死率 3%~10%。

可有效预防弯曲菌病的措施如下。

关键词

空肠弯曲菌　吉兰 - 巴雷综合征　胃肠炎

（1）受感染的人和动物是弯曲菌病的重要传染源，因此应对带菌者的粪便进行消毒，控制带菌动物，以及防止水和食物被弯曲菌污染。

（2）做好食物及水源的保护，对肉类、禽类食品进行深加工，牛奶彻底消毒，切断食源和水源传播。避免进食生的及半生的肉食品和饮用未经消毒处理的不明水源。不吃不洁生冷蔬菜、瓜果，以及未经处理的剩饭剩菜。

（3）注意个人卫生，养成良好的洗手习惯。饭前便后、换尿布后、处理宠物粪便后应洗手。加强体育锻炼，增强体质，提高免疫力。

弯曲菌病有哪些症状

弯曲菌病的主要临床表现为腹泻、腹痛、发热、稀便等急性胃肠炎症状。多数患者可在一周内自愈，但免疫力低下、有基础性疾病的老年人、儿童以及严重感染者可能症状更加严重。

是不是感染了空肠弯曲菌就能导致吉兰 - 巴雷综合征

不是所有的空肠弯曲菌感染都会导致 GBS，只有感染特异型别的菌株才可能导致 GBS。我国已经发现了可导致 GBS 的空肠弯曲菌型别，如果想知道感染的菌株是不是可导致 GBS 的型别，需要进行实验室检测。

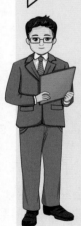

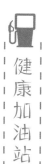
怎样诊断弯曲菌病

分离培养弯曲菌是弯曲菌病诊断的可靠方法，被视为"金标准"。核酸检测能够快速判断患者标本中是否存在弯曲菌，特别适用于食物中毒患者的快速筛查。将传统的细菌培养与现代快速的核酸检测技术相结合，可以更有效地诊断和管理弯曲菌病。

（张茂俊　常昭瑞）

12. 什么是"冰箱里的隐藏杀手"

很多人认为冰箱是"食物保险箱"，殊不知冰箱也可能是某些致病菌的温床。单核细胞增生李斯特菌（简称"单增李斯特菌"）是李斯特菌属8个菌种中对人类致病力最强的菌种，其生命力超强，0~45℃都能生存，冰箱的冷藏温度不能限制它的生长，素有"冰箱杀手"之称。常见的污染食品为肉制品、奶制品和水产品等，生肉和即食食品中污染率最高。

单增李斯特菌感染后一般可引起轻微的发热、恶心、肌肉酸痛、腹泻等症状，几天可痊愈；少数严重者可引起脑膜炎和败血症，发病率较低，但病死率却很高；孕妇感染后往往仅有轻微感冒症状，但却能导致胎儿流产、早产或死亡。

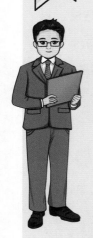

单增李斯特菌感染的高危人群有哪些

李斯特菌对健康成年人可能仅有轻微症状，类似流感，并不明显，甚至仅为健康带菌者。但应重点关注孕产妇、新生儿、老年人等免疫力低下的人群；尤其是孕妇和新生儿，若出现不明原因发热，请及时就医。

单增李斯特菌的传播途径有哪些

（1）食物传播：单增李斯特菌可污染食物，如生肉、熟食、奶制品等，绝大多数感染者是因食用了被污染的食品引起的。

（2）接触传播：接触被污染的物体或带菌动物后，可感染单增李斯特菌。

（3）可通过胎盘或产道感染胎儿或新生儿。

如何防止单增李斯特菌感染

除遵循 WHO 推荐的"食品安全五要点"以外，尤其要注意保持冰箱清洁，生熟食品分开存、分开切，从冰箱里拿出来的剩饭剩菜和熟食要彻底加热后再食用。

高危人群尤其要注意避免进食高风险食物，如保质期较长的冷冻即食食品、未经巴氏消毒的牛奶、芝士、冰激凌、预制沙拉和其他放置时间较长的熟食等。

（乔晓芳　师　鉴）

13. 什么是 "冰箱病"

耶尔森菌病是由小肠结肠炎耶尔森菌感染引起的一种感染性腹泻病，也是与霍乱、细菌性痢疾、沙门菌病、致泻性大肠杆菌感染并列的五大重要的食物与水源传播的疾病。该菌具有嗜冷性，可在冰箱中长期存活并繁殖，反复污染食品造成食用者感染，因此耶尔森菌病又被称为"冰箱病"。与其他常见的感染性腹泻多高发于夏秋季不同，冬春寒冷季节是其高发季节。

该病以腹泻、发热、腹痛等急性胃肠炎症状最为常见，多见于婴幼儿，较大的儿童和青少年感染之后常会出现明显的右下腹痛，在临床上易被误诊为急性阑尾炎。少数耶尔森菌病患者可发展为肠外并发症，如反应性关节炎、结节性红斑、赖特综合征、耶尔森菌肝炎、毒性弥漫性甲状腺肿等慢性自身免疫性疾病，影响患者的生存质量。

专家说

耶尔森菌病的主要感染来源有哪些

生猪或未完全熟制的猪肉制品是人感染耶尔森菌的最主要来源。患病的宠物犬或农家犬是另一个重要传染来源。食用冰箱内长期低温储存的被污染的生熟肉食、蔬菜、奶及奶制品、果汁饮料等食物是感染耶尔森菌的重要途径。

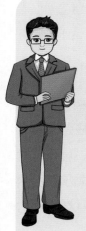

家人被诊断了耶尔森菌病该怎么办

及时清理冰箱中长期保存的食物，彻底清洁、消毒冰箱及餐具、厨具。认真仔细观察患者在腹泻期间和腹泻后几周内是否出现皮肤红斑、眼睛以及关节等处的改变，如果发现变化应及时就诊。

日常生活中怎么预防耶尔森菌病

接触家畜、宠物后要先洗手再接触食物。处理、盛放生熟食品的厨具、餐具要彻底分开。尽量缩短生猪肉在冰箱中保存的时间。冰箱内生熟食品分开存放。开封后的牛奶等即使冷藏于冰箱中也要尽快饮用。定期清洁、消毒冰箱。

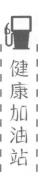

健康加油站

耶尔森菌病在我国的流行水平

调查显示，小肠结肠炎耶尔森菌在我国腹泻人群中的平均感染率约为 0.59%，但由于耶尔森菌病的症状与细菌性痢疾等其他一些常见肠道疾病相似，存在一定的误诊率，因此耶尔森菌病的实际流行水平可能被低估。

（王 鑫 常昭瑞）

14. 为什么会发生**肉毒中毒**

食用被肉毒毒素污染的食物可导致中毒，一年四季均可发生。食物中的肉毒毒素主要是因食物污染了肉毒梭菌而产生的。肉毒梭菌广泛分布于土壤和动物粪便中，其芽孢生命力极强，在干燥环境中可存活 30 年以上，它产生的肉毒毒素是世界上最强的生物毒素，摄入纳克级的剂量即可致人死亡。

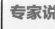

肉毒中毒的症状

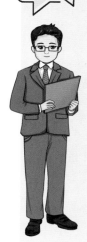

肉毒毒素为一种神经毒素，主要作用于神经末梢，导致肌肉麻痹。食源性肉毒中毒潜伏期多为 12~48 小时，初期一般为腹部痉挛、恶心、呕吐、腹泻等胃肠道症状，疲倦乏力、头痛、头晕，继而出现视力模糊、眼睑下垂、声音嘶哑、吞咽困难、呼吸困难等。呼吸肌麻痹导致呼吸障碍而窒息、昏迷，是肉毒中毒死亡的主要原因。

日常生活中如何预防肉毒中毒

高蛋白罐头食品，香肠、火腿等散装即食肉制品，腌肉、腊肉、风干牛肉等长期存放又未经煮沸的肉制品，豆瓣酱、面酱等发酵食品等可因制作工艺和储存环境污染肉毒梭菌而产生肉毒毒素。肉毒毒素不耐热，80℃加热 10 分钟可将其破坏。食品冷藏保存、充分加热，可有效预防肉毒中毒。

肉毒毒素 即食肉制品 发酵豆面制品 食物中毒

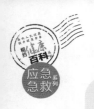

（1）不购买、不食用来历不明或小作坊生产的真空包装熟肉制品、发酵类食品。

（2）即食食品要在冷藏条件下储存和运输，散装即食肉制品不建议真空包装。厌氧、常温环境十分有利于肉毒杆菌的生长并产生毒素。

（3）尽量不要自制需要长时间发酵的高蛋白食品，比如臭豆腐、豆腐乳、腌鸡蛋（包括鹅蛋和鸭蛋）、腌鱼和腌肉等。

（4）食品食用前应严格检查是否变质，若包装胀气、食物发臭则不要食用，确保无胀气、无异味后煮沸食用。食用后出现相关症状应立即就医，携带可疑食品并告知医生相关情况。

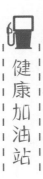

健康加油站

食源性肉毒毒素和美容注射用
肉毒毒素的异同

导致食源性肉毒中毒的肉毒毒素和美容注射用肉毒毒素是同一种东西。美容注射的肉毒毒素非常微量，但操作不当也可导致中毒，必须由专业医生操作并经过严格的皮肤测试。

（徐雪芳　王霄晔）

三

有毒动植物
及毒蘑菇

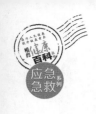

15. 为什么食用**野生蘑菇**容易**中毒**

　　毒蘑菇中毒是我国食物中毒事件中最主要的死亡原因，尤其我国南方地区，野生蘑菇分布较广，当地居民有采摘和食用野生蘑菇的饮食习惯，因误采误食有毒野生蘑菇导致中毒的情况发生较多。

　　常见的毒蘑菇种类主要为鹅膏菌属、红菇属、乳菇属、盔孢菌属、青褶伞属、环柄菇属和桩菇属等。90% 以上蘑菇中毒导致的死亡是由含环肽类剧毒蘑菇所致，主要存在于鹅膏菌属、环柄菇属、盔孢菌属等野生蘑菇属中。根据毒蘑菇中毒的临床表现，可分为急性肝损害型、横纹肌溶解型、急性肾衰竭型、胃肠炎型、神经精神型、溶血型、光敏性皮炎型等中毒类型。

野生蘑菇容易中毒的原因

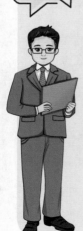

　　（1）很多可食用野生蘑菇在形态上与有毒野生蘑菇难以区分和鉴别，又因生长季节和喜好的环境相同，常常混杂生长在一起，增加了辨别的难度。人们识别有毒野生蘑菇主要是通过观察形态、分泌物、气味、颜色、生长环境等方式，很难准确区分无毒或有毒野生蘑菇，很可能误采误食导致中毒。

　　（2）大部分可食用野生蘑菇不可以生食，必须通过高温烹调破坏其毒素，比如牛肝菌，只有在充分、彻底地烧熟煮透后才可以安全食用，否则会引起中毒；另外，部分地区和人群存在多种野生蘑菇同时食用、食用野生蘑菇同时饮酒的现象，增加了中毒的风险。

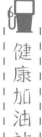

毒蘑菇中毒的危害

我国是毒蘑菇中毒最严重的国家之一。胃肠炎型和神经精神型是造成中毒最常见的两种类型，导致死亡的主要为急性肝损害型和横纹肌溶解型；此外，急性肾衰竭型和溶血型也是严重的中毒类型，救治不及时也会引起死亡。人们对于有毒蘑菇的危害认识并不充分，以为顶多是拉肚子，出现轻微症状后往往没能及时就医，错过了最佳的治疗时间。

（何继波　王霄晔）

关键词

毒蘑菇　致幻　食物中毒

16. 为什么不要尝试**食用**可**导致幻觉的蘑菇**

有的人会试食致幻蘑菇体验幻觉，这种行为非常危险，如加工不当或大量食用，可引起精神失常，如兴奋、狂躁、幻视、幻听、被害妄想、攻击行为等，一些患者可因呼吸或循环衰竭而死亡。

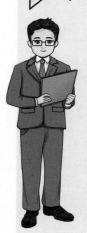

为什么有的毒蘑菇中毒会产生幻觉，见到"小人国"

一些毒蘑菇含有"裸盖菇素"（又名赛洛西宾），这种物质作用于神经系统，人在食用后 30 分钟 ~6 小时内可出现幻视、幻听、感觉错乱、人格解体及行为错乱等精神失常反应，能让人产生幻觉，出现重影，使"本无生命的物体突然有了生命"，还可能会见到"诡异的小人在跳舞"，甚至出现"隔空打小人""隔空织毛衣""隔空指挥倒车"等现象，被称作"小人国幻视症"。

哪些毒蘑菇食用后会产生幻觉

最常见的是大家所熟知的"见手青"，是一类用手触碰受伤后就会变为靛蓝色的牛肝菌。"见手青"若没有烧熟煮透，食用后则可导致中毒，很多人中毒后会看到"小人"，因此这一类牛肝菌也被称为"小人菌"。可致幻的蘑菇以裸盖菇为主，主要为锥盖伞属、裸伞属、斑褶伞属、裸盖伞属蘑菇，其致幻成分赛洛西宾，为我国严管的精神药品。

为什么不能故意食用"见手青"体验"小人国"

（1）"见手青"中毒导致幻觉的同时，常常伴随严重的腹痛、腹泻、呕吐等，部分患者还会出现其他神经精神症状，个别患者症状可长达一个多月，严重者甚至死亡。

（2）毒蘑菇中毒剂量个体差距较大，不同人的敏感性和耐受程度并不一样，食用量无法把控。同时，相对于成年人，儿童由于身体发育不完全，一旦食用野生蘑菇中毒，症状可能比成年人更严重，更容易出现死亡。

（3）神经精神型毒蘑菇中毒后可能会留下后遗症，治愈时间越长损伤越大，后遗症越严重，甚至出现器官衰竭。

（何继波　王霄晔）

17. 为什么**不**能
食用野花野草

春暖花开，路边各种各样的花朵争相绽放，青草们破土而出，生机盎然。然而，许多路边的植物可能是有毒的。对于大部分人来说，想要正确识别野生植物并判断其是否有毒并不容易，摘取或食用这些野花野草可能会造成中毒，甚至死亡。

专家说 **食用野生植物的潜在健康危害**

（1）许多植物在外观上非常相似，极易造成混淆和误判。如"断肠草"，学名为钩吻，因其外形与金银花等植物极为相似，常有被误认、采摘后泡茶饮用而引起中毒的报道，病死率可达 40% 以上。

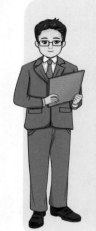

（2）一些种植的经济作物，可经过加工后入药，但却不能日常食用。比如蓖麻，它含有蓖麻毒素，食用 20mg 便可致人死亡，还可致胎儿畸形。

（3）曼陀罗花朵具有很高的观赏价值，繁衍能力和适应能力超强，尤其在农村、野外较为常见。但曼陀罗全株有毒，尤其是果实跟花朵毒性最强，一般在食用半小时后便出现症状，严重者 24 小时后进入昏睡、痉挛、发绀，最后死亡，被称为"天使的号角"。

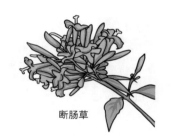

断肠草

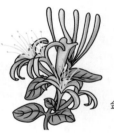

金银花

断肠草外形与金银花相似

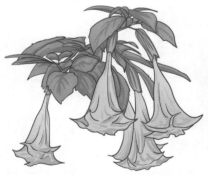

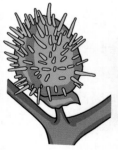

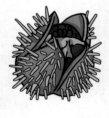

曼陀罗全株有毒，尤以花朵和果实最毒

野生植物

（王霄晔）

18. 为什么**自制药酒**可能引起中毒

自制药酒中毒多见于两种情况：最常见的是使用的药材原料有误；另一种是自制药酒使用的药材配伍、用量和炮制方法不当，造成毒素未能有效清除。使用含钩吻碱类、乌头碱类成分的植物浸泡药酒易引发中毒。

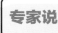

为什么钩吻容易被误认为是药材，自制药酒引致中毒

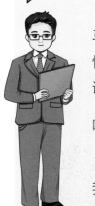

钩吻，俗称"断肠草""大茶药""狗闹花"，为马钱科植物葫蔓藤，含有钩吻碱，具有极强的神经毒性，全株有毒。钩吻的花朵和药物金银花极为相似，误用误食后可引起中毒，甚至死亡。

哪些植物含有乌头碱，自制药酒容易引发中毒

乌头在植物学中归属毛茛科乌头属，该属植物在我国约有 167 种，分布较广。乌头属植物含有乌头碱，具有神经毒性作用，主要的品种有：乌头、川乌、草乌、雪上一枝蒿、落地金钱、搜山虎等。乌头属植物如加工处理不当或服用过量易发生急性中毒，导致恶性心律失常和心源性休克等中毒症状。

关键词

自制药酒 中毒 钩吻碱 乌头碱

自制药酒中毒的常见表现有哪些

自制药酒的中毒的表现因使用的"药材"原料不同而异，一般在饮用后半小时至两三小时内出现急性中毒表现，快则仅需数分钟。

乌头碱中毒首先表现为口腔或脸部麻木、咽喉黏膜烧灼感和疼痛、言语笨拙等，随后可出现神经、循环、呼吸及消化系统等一系列中毒表现，如眩晕、眼花、视物模糊，严重中毒者可表现出昏迷、心律失常，以及循环、呼吸衰竭等危及生命的表现，病死率可达 15%。

钩吻碱中毒的表现包括：头晕、眼花、视物模糊、喉头干渴、吞咽困难、呼吸困难。误服钩吻碱类植物泡酒造成的病死率较高。

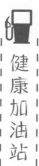

健康加油站

自制药酒需要注意什么

以原料酒含乙醇约 50%~60% 的白酒或 15%~20% 的黄酒为宜，不宜用勾兑的白酒或曲酒，切忌使用劣质白酒。药材可选用市售的干燥中药材饮片。虽然药酒能温通血脉，调和气血，增进血液循环，但一定要按照病证或遵医嘱后按方浸泡饮用。要严格控制饮用剂量，不能滥饮，一些仅用于外用的药酒切忌内服。肝脏、肾脏疾病患者饮用药酒要谨慎。

（黄　琼　钟豪杰）

19. 为什么**四季豆**烹调不当可引起中毒

四季豆，又称菜豆、芸豆、扁豆、刀豆、梅豆等，豆荚呈带形，如烹调得当，鲜甜爽口，是一道群众普遍喜欢的蔬菜，但烹调不当则容易引起中毒。

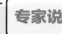

为什么四季豆烹调不当可引起中毒

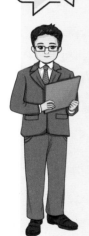

四季豆中毒与品种、产地、季节和烹调方法等有关，导致四季豆中毒的毒素主要是皂苷、红细胞凝集素等。其中，皂苷对人体肠道有强烈刺激性，可引起局部充血、肿胀、炎症，而血细胞凝集素在豆科植物中含量较高，可以凝结红细胞造成凝血毒性。

四季豆中毒有哪些表现

四季豆中毒潜伏期一般为 1~4 小时，短者 30 分钟，长者可达 15 小时。主要表现为恶心、呕吐、腹痛、腹泻等胃肠炎症状，同时伴有头痛、头晕、出冷汗等神经系统症状。个别病例会出现四肢麻木、心悸和腰背痛等。严重者可伴有脱水、电解质代谢紊乱，甚至引发消化道出血，并有发绀、呼吸困难、心悸气短、疲乏无力等。

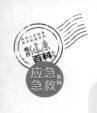

怎样预防四季豆中毒

　　预防四季豆中毒最简单且科学的方法之一就是将四季豆煮熟焖透，如四季豆外观失去原有的生绿色，吃起来没有豆腥味；不买、不吃老四季豆，食用前把四季豆的两头和豆荚摘掉，因为这些部位含毒素较多。此外，应对厨师等食品从业人员进行重点培训，提高其正确鉴别、处理和烹饪上述食品的能力。

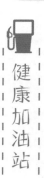

健康加油站

"生吃会中毒"的食物还有哪些

　　生豆浆里含有皂苷、胰蛋白酶抑制物等物质，若未煮熟就饮用，会发生恶心、呕吐、腹泻等中毒症状。锅内豆浆沸腾出现泡沫时，可能是温度只有80℃的"假沸"现象，应减小火力、充分搅拌、使泡沫完全消失至沸腾。

　　生银杏（白果）含有氢氰酸，新鲜黄花菜中含有秋水仙碱，木薯块根中有生氰苷类，所以也一定要煮熟后食用。

（黄　琼　钟豪杰）

20. 如何预防**河豚中毒**

河豚属于鲀形目鲀科东方鲀属，肉质鲜嫩肥美，营养价值丰富。河豚体内含有河鲀毒素，主要分布在其卵巢和肝脏，其次为鳃、肺、肾、肠、眼睛、血液等部位。河鲀毒素会严重损害人的神经系统，违规食用河豚导致中毒，病死率较高。

关键词

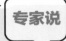

河豚　河鲀毒素　食物中毒

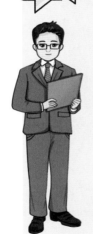

专家说

河豚为什么这么"毒"

河鲀毒素是世界上毒性最强的神经毒素之一，眼镜蛇的毒性仅为河鲀毒素的 1/100。其耐酸耐高温，可溶于水，100℃连续蒸煮 8 小时都不能将其破坏，常见的盐腌、日晒和一般的烹饪方法更是拿它毫无办法。

吃河豚中毒了会有哪些症状

河鲀毒素中毒潜伏期多为 10 分钟~4 小时，发病急且剧烈。早期舌、唇刺痛，然后出现恶心、呕吐、腹痛、腹泻等胃肠症状；重者全身麻痹、四肢瘫痪；再严重者失声、呼吸困难、血压下降、昏迷，最后因呼吸衰竭而死亡。

河豚中毒后要如何处理

针对河鲀毒素，尚无特效解毒药物和治疗方法。人们进食河豚时应保持警觉，一旦出现类似中毒症状，应立即催吐，并迅速前往医院接受专业治疗。

如何预防河豚中毒

（1）只吃人工养殖的红鳍东方鲀和暗纹东方鲀。只吃由专业人员按照特定程序和技术要求加工制作的河豚（鱼皮或鱼肉）制品。

（2）食品经营单位必须通过合规渠道购买养殖河豚产品，包装须附带可追溯二维码，标明产品名称、执行标准、原料基地及加工企业名称和备案号、加工日期、保质期、保存条件、检验合格等信息。

（3）禁止任何单位和个人销售、捕捞、加工和食用野生河豚、养殖河豚活鱼和河豚整鱼。

（4）发现河豚，不要随意丢弃，不要转送他人，更不得流入市场，应采用焚烧或掩埋等无害化处理。发现违法违规经营河豚的情况，请拨打"12315"（消费者投诉举报专线）或"12345"（政务服务便民热线）投诉举报。

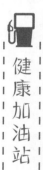

健康加油站

含有河鲀毒素的动物还有哪些

除了河豚，蝾螈、蟾蜍、多棘槭海星、云斑裸颊虾虎鱼、花纹爱洁蟹和圆尾鲎等动物体内也会含有这种毒素，食用后中毒的风险也非常高。请千万不要自行捕食！

（王霄晔）

四

化学性
因素

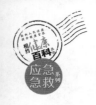

21. 如何**预防**"**亚硝酸盐**"中毒

亚硝酸盐是一种常见的化学物质，主要是亚硝酸钠和亚硝酸钾。在腌腊肉制品、酱卤肉制品、肉罐头、西式火腿等食品加工过程中，常常被用作防腐剂和增色剂。

过量摄入亚硝酸盐，血液中正常携氧的低铁（Fe^{2+}）血红蛋白被氧化成高铁（Fe^{3+}）血红蛋白，进而失去运输氧气功能，还会阻止正常氧合血红蛋白释放氧，引起组织缺氧、中毒，甚至呼吸衰竭而死亡。

亚硝酸盐外观为白色粉末，外观、味道与食盐相似。放置于厨房时，易发生将亚硝酸盐误认为食盐或糖使用，而引起中毒。食用大白菜、大头菜、小白菜、油菜、芥蓝等硝酸盐含量高的食物，在人胃肠道功能紊乱，特别是胃酸分泌不足时，胃肠道内的硝酸盐会被代谢为亚硝酸盐，引起亚硝酸盐中毒。

亚硝酸盐中毒的剂量

亚硝酸盐是剧毒物质，成人一次摄入 0.2~0.5g（约等于 1 颗绿豆的量）即可引起中毒，1~3g 即可致死亡，即"一小撮中毒，一瓶盖致命"。

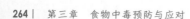

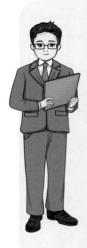

亚硝酸盐中毒的潜伏期和常见症状

亚硝酸盐中毒潜伏期多为 1~2 小时，最短仅 10 分钟。缺氧后的异常表现为突出的首发症状，如头晕、嗜睡、头痛、乏力、心慌、胸闷、恶心、呕吐、耳鸣、黑矇、怕冷、手脚麻木、呼吸困难等，发绀（口唇、指甲等部位皮肤、黏膜青紫）为亚硝酸盐中毒的特征性表现。

亚硝酸盐中毒的预防

（1）标清：分装调味品时要贴好标签、做好标记，尤其亚硝酸盐容器外观一定要进行标注；不使用来源不明、标识不清的咸味添加剂烧菜做饭。

（2）品正：从正规渠道购买食盐；家庭自制腌菜要慎重；避免食用外观鲜艳红亮的熟肉。

（3）速食：不要将新鲜蔬菜长时间存放，不食用腐烂的蔬菜、隔夜剩菜；不要将肉类、鱼类等食品长时间放在冰箱中。

（4）水净：避免将苦井水（亚硝酸盐含量过高的井水）作为生活用水，不饮用含有大量矿物质和化学物质的自来水，在野外尽量不喝井水，以及未经处理的溪水、泉水等。

（乔晓芳　师　鉴）

第四章

职业中毒预防与应对

预防职业中毒

1. 什么是**职业中毒**

广大劳动者职业活动过程中，可能会接触到的铅、汞、砷、苯、有机磷等众多毒物，如预防措施不到位，一段时间后就会出现食欲减退、乏力、脱发等各种中毒表现。我国现行《职业病分类和目录》中包括了 59 种特定类别的职业性化学中毒。职业中毒可防可控，可以通过改善工艺流程，控制高毒、剧毒生产性毒物使用数量，加强劳动保护，预防职业中毒发生、保护职业人群身体健康。

关键词 @

职业 中毒

生产性毒物进入人体的主要途径有哪些

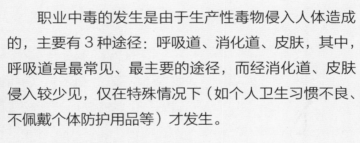

职业中毒的发生是由于生产性毒物侵入人体造成的，主要有 3 种途径：呼吸道、消化道、皮肤，其中，呼吸道是最常见、最主要的途径，而经消化道、皮肤侵入较少见，仅在特殊情况下（如个人卫生习惯不良、不佩戴个体防护用品等）才发生。

生产性毒物的接触机会有哪些

在职业生产活动的各个环节都有可能接触到生产性毒物。但有些生产环节的毒物接触更容易发生职业中毒，如重金属原料的开采和提炼，农药产品的包装、搬运和使用，化学反应釜试制生产，设施、设备的维修和保养，废料的回收和处理等。有些作业环境虽未接触到生产使用的毒物，但也可能发生中毒，如通风不良的密闭空间（如地窖、腌菜池、船舱、化粪池等）中作业可能发生甲烷、二氧化碳、硫化氢等窒息性气体中毒。

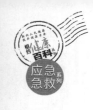

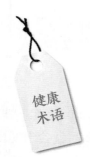

健康
术语

职业中毒：在生产活动过程中，作业人员因接触生产性毒物出现的疾病状态。

（张宏顺　周　静）

关键词

职业健康　职业健康达人

2. 如何成为
"职业健康达人"

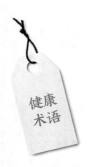

健康
术语

职业健康：
促进和维持职业人群生理、心理健康和社会适应能力。

职业人群多处于青壮年阶段，一般身体健康状况较好，但有些工作不可避免会接触到生产环境和生产过程中产生的物理、化学和生物等危害因素，如高温、噪声、粉尘、毒物、致病微生物等。用人单位和个人都应该预防和控制不良劳动条件对职业人群健康的影响。每个人都是自己健康的第一责任人，争做自觉树立健康意识、主动践行健康行为、积极参与健康管理、善于传播健康理念、具有较好健康影响力的代表人物——"职业健康达人"。

专家说

职业活动中受到的健康损害有哪些

职业活动中受到的健康损害主要有工伤、职业病和工作有关疾病。工伤属于工作中的意外事故，发生突然难以预测。职业病是一种可干预的疾病，发病率高低反映生产技术和预防医学水平。世界各国对职业病，除医学的涵义外，还赋予了立法意义，即由国家所规定的"法定职业病"。工作有关疾病的范围比职业病广泛，是在职业活动中，由于职业性有害因素等多种因素的影响，导致劳动者患某种疾病或潜在疾病发生或原有疾病加重。

怎样才能成为"职业健康达人"

提高健康素养，知晓职业病危害预防和控制知识和管理内容，具有职业病危害事故的自救、互救能力。进行自主健康管理，践行健康工作方式和生活方式。扩大健康影响力，主动参与职业健康的宣传、传播、监督和管理。

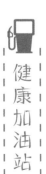

健康加油站

你知道我国开展有关"职业健康达人"的情况吗

国家卫生健康委、中华全国总工会于 2020 年 12 月，倡导争做"职业健康达人"活动，目标是进一步落实用人单位职业病防治主体责任，持续改善工作场

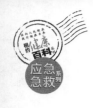

所环境和劳动条件，提升职业健康管理水平。活动要求中央企业发挥引领作用，与职业病防治重点工作和职业健康保护行动相结合。

（袁　媛　周　静）

3. 怎样获得

防治职业中毒服务

可导致职业中毒的毒物种类繁多，并且在生产活动各个环节都有可能发生职业中毒。职业中毒尤其是慢性职业中毒，由于病程长、表现不典型，往往很难被发现，或者会由于发现太晚而延误治疗，影响了治疗效果和预后。因此，预防为主，早发现、早治疗，畅通地获取防治职业中毒相关信息和服务渠道是防治职业中毒的重要措施。

用人单位应当提供哪些职业中毒防治的信息和服务

用人单位是职业病防治的第一责任人。用人单位应将工作过程中可能接触的职业中毒危害因素的毒物种类、危害程度、危害后果、提供的防护设施和个人防护用品、职业健康检查和相关待遇等如实告知劳动者。在存在职业危害因素的工作场所和岗位设置公告栏、职业危害告知卡、警示标识和警示说明，公布职业危害因素及岗位、健康危害、接触限值、应急救援

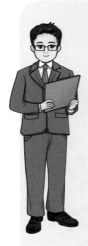

措施，以及工作场所职业病危害因素检测结果、检测日期、检测机构等信息。在劳动者上岗前和在岗期间定期进行相关培训，强化认识。

哪些专业技术机构可提供职业中毒防治的信息和服务

职业病防治院、疾病预防控制机构和职业卫生技术服务机构等都可以提供职业中毒防治的信息和服务。职业病防治院可以提供的信息和服务更加全面，可涵盖职业中毒的诊断、鉴定和治疗以及职业作业场所的毒物监测、评价等。

从网络获得的防治职业中毒信息可信吗

现在已进入网络信息时代，互联网是获得各类信息最便捷的途径，但需要对信息进行甄别，才能获得真实可信的信息。各级卫生行政部门、职业病防治院和疾病预防控制机构一般都会有自己的网站，来自官方途径的职业中毒防治信息一般是可靠的。相对而言，来自论坛、社交平台等非官方途径的信息，最好到专业技术服务机构进行核实。

如何预防一氧化碳中毒

（张宏顺　周　静）

二

职业中毒危害

4. 为什么要做
职业病危害因素检测

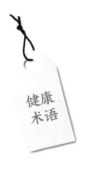

从事各类职业的劳动者，在生产工艺过程、劳动过程或生产环境中，或多或少会接触到或存在职业病危害因素，可能对职业人群健康和作业能力造成不良影响，主要包括：一是物理因素，如高温、高湿，噪声、振动，电离辐射；二是化学因素，如废气、废渣，粉尘、烟尘；三是生物因素，如炭疽、布鲁氏菌等；四是与职业有关的生活方式、社会经济因素和职业卫生服务的质量。我国《职业病危害因素分类目录》列出了 6 类 459 种危害因素。

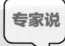

健康术语

职业接触限值：劳动者在职业活动过程中长期反复接触某种或多种职业病危害因素，不会引起绝大多数接触者不良健康效应的容许接触水平，就是职业病危害因素的接触限制量值。

专家说 **什么是职业病危害因素检测**

用仪器设备对工作场所存在的职业病危害因素进行现场采样、浓度或强度的测量。测量的结果可依

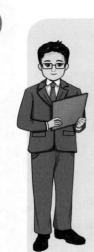

据职业卫生标准、规范等分析、评价作业人员接触的职业病危害因素的浓度（强度）是否符合职业接触限值的要求，进而评价工作场所职业病危害防护设施的效果。

在哪里可以看到职业病危害因素检测结果

职业病危害因素检测是职业病危害评价方法之一。检测结果撰写在职业病危害评价报告中。产生职业病危害的用人单位会在醒目位置设置公告栏，公布工作场所职业病危害因素检测结果。

如何读懂职业病危害因素检测结果

检测点职业病危害因素浓度（或强度）超过国家职业卫生标准的，表示健康危害风险较高，需要分析超标原因，并依照报告建议及用人单位管理制度采取有效的防护措施。对因生产工艺或设备技术水平等条件限制，致使职业病危害因素超过国家职业卫生标准的检测点，应对已采取的职业卫生管理措施或个人防护措施的有效性进行评价。检测点职业病危害因素浓度（或强度）未超过国家标准的也不能放松警惕，仍然需要根据检测报告建议及用人单位管理制度进行防护。

（袁　嫒　周　静）

5. 为什么要**设置**职业危害警示标识

为有效预防职业危害事件发生，要求在作业场所或岗位的醒目位置，设置警示标志。不仅标明该作业环境存在的职业病危害因素，还会告知健康危害后果及防护要求，使劳动者对职业病危害产生警觉并采取措施。

职业危害警示标识有哪些分类

（1）图形标识分为禁止标识、警告标识、指令标识和提示标识。

（2）警示线是界定和分隔危险区域的标识线，分为红色、黄色和绿色三种。

（3）警示语句是表示禁止、警告、指令、提示或描述工作场所职业病危害的词语。

（4）有毒物品作业岗位职业病危害告知卡是针对职业病危害因素，告知劳动者危害后果及其防护措施的提示卡。

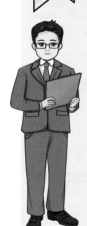

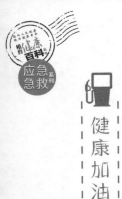

警示标识设置有什么要求

设置在产生职业病危害的工作场所、设备及产品处，具有良好的照明条件；前方不能放置障碍物。警示线设在使用有毒作业场所外缘不少于 30cm 处，红色设置在高毒作业场所。多个警示标识组合使用时应按禁止、警告、指令、提示的顺序，先左后右、先上后下排列。

警示标识设置

图形标识	警示线	有毒物品作业岗位职业病危害告知卡
禁止入内	红色警示线	有毒物品，对人体有害，请注意防护
当心中毒	黄色警示线	苯 Benzene 当心中毒
戴防毒面具	绿色警示线	
急救站		

告知卡内容：

有毒物品，对人体有害，请注意防护

健康危害	理化特性
可吸入、经口和皮肤进入人体，大剂量会致人死亡；高浓度会引起嗜睡、眩晕、头痛、心跳加快、震颤、意识障碍和昏迷等，经口还会引起恶心、胃肠刺激和痉挛等；长期接触会引起贫血、易出血、易感染，严重时会引起白血病和造血器官癌症	不溶于水；遇热、明火易燃烧、爆炸

应急处理

急性中毒：立即脱离现场至空气新鲜处，脱去污染的衣服，用肥皂水或清水冲洗污染的皮肤。立即与医疗急救单位联系

注意防护

急救电话：120　　职业卫生咨询电话：xxx xxxxxxxx

（王晔萍　周　静）

6. 为什么要使用
个体防护装备

劳动者在工作中为了防御物理、化学、生物等外界因素伤害，需要配备、穿戴和使用的防护用品。正确选用个体防护装备可以有效降低职业危害因素对劳动者健康造成危害的风险。

使用个体防护装备有什么作用

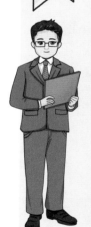

劳动者在生产活动中可能会接触到对人体健康有害的噪声、病原微生物、粉尘、化学毒物等有毒有害因素，如采取工程防护无法去除危害源时，就需要使用个体防护装备降低接触风险。

预防职业中毒的个体防护装备有哪些类别

常用的预防职业中毒个体防护装备主要分为皮肤黏膜防护、呼吸防护以及辅助装备三大类别。其中，皮肤黏膜防护的装备包括防护服、护目镜、防护面屏、防护手套、防护鞋靴等；呼吸防护的装备包括各类呼吸防护用品，如防尘口罩、防毒呼吸器、便携式空气呼吸器、长管供气式呼吸器等；其他辅助的个体防护装备包括降温背心、对讲机、毒物检测仪、压力测试仪、气密性检测仪、充气泵等。

如何选用个体防护装备

个体防护装备的选择应辨识作业场所的危害因素和评估危害情况，结合个体防护装备的防护部位、防护功能、适用范围和防护装备对作业环境和使用者的适合性，选择相应的个体防护装备。

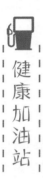

健康加油站

使用个体防护装备前应培训哪些内容

要发挥个体防护效果，培训必不可少，主要内容应包括：职业病防治相关法律法规；毒物的种类、理化性质、毒性、中毒临床表现和健康危害及基本急救处置等相关知识；个体防护装备的防护原理、组成、适用范围和局限性；个体防护装备的选配、使用、维护与储备等的要求和方法；个体防护装备穿脱顺序。

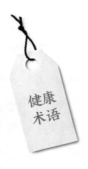

健康术语

个体防护装备适合性： 个体防护用品同时满足适合工作环境和使用者身体特征的需求，才能起到防护效果。例如，KN95 口罩达到 95% 以上的过滤效率，并且适合使用者的面型确保佩戴密合；防化手套既要具有防化学品的性能，而且佩戴后须满足操作需要。

（周　静　袁　媛）

7. 为什么要 使用**呼吸防护用品**

呼吸防护用品是保护呼吸系统的最后一道防线，因此也是最重要的个体防护装备类别。当环境中出现缺氧或污染物时，需要使用呼吸防护用品用来阻隔或过滤有毒有害物质。

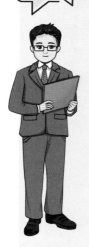

呼吸防护用品有哪些类别

呼吸防护用品根据防护机制分为过滤式呼吸防护用品和隔绝式呼吸防护用品。过滤式呼吸防护用品是将作业环境空气通过过滤元件除去其中有害物质后作为气源的呼吸防护用品，根据气体吸入方式又分为自吸过滤式（如口罩）和送风过滤式（如电动送风呼吸器）。隔绝式呼吸防护用品是能使佩戴者呼吸器官与作业环境隔绝，靠本身携带的气源或者依靠导气管引入作业环境以外的洁净气源的呼吸防护用品，分为供气式和携气式。

什么是防尘口罩

防尘口罩是用来阻隔空气中颗粒物（气溶胶）的，包括悬浮在空气中的固态、液态或固态与液态的颗粒状物质，如粉尘、烟、雾和微生物。

呼吸防护用品的防护能力是指什么

呼吸防护用品种类多，其防护能力各有不同，是指将空气中污染物浓度降低的能力，主要由呼吸防护用品的过滤效率、佩戴密合性决定，呼吸防护用品的种类主要根据环境危害种类、浓度、作业状况等进行选择。

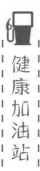

健康加油站

使用呼吸防护用品有哪些注意事项

仔细阅读和理解产品使用说明书，接受专业技术人员的防护选择和使用培训，了解呼吸危害对人体健康的影响，掌握呼吸防护用品的使用与维护方法，熟悉产品结构、功能和使用限制，练习呼吸防护用品的佩戴、调节，学会佩戴呼吸防护用品气密性检查方法，以及部件更换、清洗和储存方法。

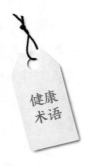

健康术语

KN95口罩：符合国家标准 GB 2626—2019《呼吸防护　自吸过滤式防颗粒物呼吸器》中的规定，对非油性颗粒物过滤效率大于等于 95%的口罩，与美国 N95 口罩属于同等防护性能。

（周　静　张宏顺）

三

常见职业中毒

8. 为什么**密闭环境工作**
可能发生**中毒**甚至危及生命

出入口较为狭窄，自然通风不良，与外界相对隔离，被称为职业场所的密闭空间、半密闭空间或受限空间。由于通风不良，毒气容易蓄积，一旦达到中毒甚至致死浓度，则形成"密室杀人"的条件，盲目施救还会导致连环死亡的悲剧。这样的场所包括下水道、沟、坑、井、池、塔、罐、船舱、槽车，以及管道、隧道、地下仓库、地窖等。

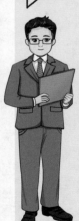

专家说

"密室"作业应做好哪些准备

为防止中毒事故发生，进入"密室"作业前须经过审批，制订应急预案，配置应急装备，张贴醒目警示标志和危险告知牌，作业人员必须经过专业安全教育和操作培训，了解和识别密闭空间有害因素，并取得准入资格。

进入"密室"作业时应该怎样做

进入"密室"作业要做到一通风、二检测、三监护。以进入储油罐为例，确保储罐与相连的设备或管道可靠隔离，避免油气窜入。进入储罐前应排出底油并充分通风换气。进入前30分钟内，对罐内和作业期间定时，对罐内油气浓度检测，确保油气含量符合职业卫生要求。作业人数应在两人或两人以上，正确选用个人防护用品和监测设备。安排监护人员，随时与作业人员保持沟通。

发现"密室杀人"应如何施救

发现此类事件后，要尽快拨打"110"和"120"，应等待专业救援人员到场通风，确保安全后再进入救人。被救出人员应转移到空气清新处，保持呼吸道通畅，尽快送往就近医院。

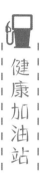

健康加油站

进入密闭空间作业，应接受哪些岗前培训

密闭空间作业的危险有害因素和安全防范措施；密闭空间作业的安全操作规程；检测仪器、个体防护用品的使用规范；应急处置措施。

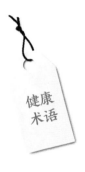

健康术语

有害环境：在职业活动中可能引起失去知觉、丧失逃生及自救能力、伤害或引起急性中毒甚至死亡的环境，包括以下情形：空气中爆炸性粉尘浓度达到或超过爆炸下限；空气中氧含量低于 18% 或超过 22%；空气中有害物质的浓度超过职业接触限值；其他任何含有有害物浓度超过立即威胁生命健康浓度。

（周　静　郎　楠）

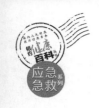

9. 为什么说**正己烷**
是**损害神经**的"隐形杀手"

关键词

正己烷　中毒

正己烷是从石油中提取的一种有机化合物。常温为无色液体，易挥发成蒸汽。不溶于水，溶于有机溶剂。广泛用于印刷、电子、皮革、油漆、塑料制造等行业。常见含有正己烷的产品有白电油、去渍油、清洗剂、稀释剂、去渍油、脱模剂等。可经口服、呼吸道吸入和皮肤接触进入体内引起中毒。

专家说 ### 正己烷可造成哪些健康损害

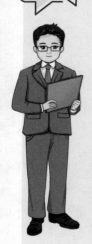

中毒常见于吸入正己烷蒸气，也有经皮肤引起中毒的报道。正己烷虽为低毒物质，但有蓄积作用，引起急、慢性中毒的表现不同。一次性高浓度吸入表现为流泪、咳嗽、流涕、头晕、头痛、恶心、共济失调等，严重者可出现意识不清、肺水肿、昏迷，甚至死亡。长期低剂量吸入主要造成周围神经系统损害，出现多发性周围神经病变，还可损害中枢神经系统、眼底、心脏及肝脏等。

为什么称正己烷为"隐形杀手"

正己烷虽有刺激性，但长期低浓度接触让人不易察觉，引起的慢性中毒起病隐匿而缓慢。一般接触数月后才出现头晕、乏力、下肢无力、麻木等，容易与疲劳混淆而被忽视。病情进展 6~30 个月后，出现呈手套、袜套状感觉异常，肌无力等才被发现。

如何预防正己烷中毒

企业应改善车间通风，为工人提供有效的防护用品，做好管道和生产设备的密闭、检修，防止泄漏。做好生产环境监测和工人的健康监护，严格执行上岗前、在岗期间和离岗时的健康检查制度。有条件时应尽量使用正己烷的替代产品。

从业人员应认真参加岗前培训，充分了解自己的岗位可能接触到的化学品相关知识。工作期间做好个人防护，严格遵守操作规程。按时参加在岗期间和离岗时的健康体检。

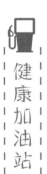

健康加油站

如何正确使用含正己烷的产品

工作中如果必须使用含正己烷的产品时，应在通风良好的环境中使用，并正确选择和使用呼吸防护用品及防化手套。

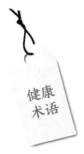

健康术语

多发性周围神经病： 不同病因引起的脑神经、自主神经等周围神经的异常改变，多表现为四肢对称性的运动、感觉或自主神经功能异常，以远端多见。

（尹 萸 周 静）

四

职业中毒应急处置

10. 为什么要做
应急健康检查

应急健康检查可能大多数人都没有听过，甚至也没有做过这方面的检查。应急健康检查是指发生应急事件后要做的检查吗？都有哪些检查项目？又是谁需要做紧急健康检查呢？

应急健康检查本意是指对出现职业安全事故的工作场所或劳动环境中受有害因素影响的劳动者，即时开展的健康检查。需要依据检查结果和现场劳动卫生学调查，来确定危害因素，为急救者治疗提供依据，从而控制职业病危害的继续蔓延和发展。在突发公共卫生事件发生时，受累的人群也可以适当开展相应的应急健康检查。

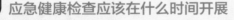

专家说

应急健康检查应该在什么时间开展

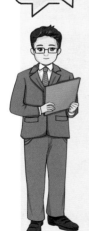

应急健康检查应该在事故发生后立即开始，而不是只要在 48 小时内完成就可以。更不能因为在接触毒物危害后没有明显症状就放弃检查，因为许多毒物有迟发性反应，接触后虽不立即表现出症状，一旦出现症状会对健康产生明显影响，甚至会对身体产生不可逆的损伤。

哪些人需要做应急健康检查

遭受或者可能遭受急性职业危害的劳动者均应接受应急健康检查。比如从事可能产生职业中毒的劳动

者，在明确接触或疑似接触作业环境中的毒物时，应及时开展应急健康检查，并随时监测劳动者的健康状况。

一般健康检查　应急健康检查

劳动者接受应急健康检查
费用由谁承担

根据《中华人民共和国职业病防治法》规定，对遭受或可能遭受急性职业病危害的劳动者，用人单位需要及时组织救治、进行健康检查和医学观察，所需费用由用人单位承担。

（蒋绍锋　周　静）

11. 为什么一般健康检查不能替代应急健康检查

一般健康检查，即通常所说的健康体检，是通过医学手段和方法对受检者进行身体检查，了解受检者的健康状况、早期发现疾病线索和健康隐患的诊疗行为。应急健康检查是在事故灾难发生后，为了解受事故影响的人群范围，评估暴露人员身体健康受事故危害程度，确定诊疗方案和事故处置措施，而采取的健康检查。

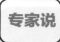

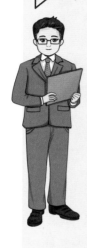

专家说 应急健康检查的主要内容有哪些

不同情况的应急健康检查内容不同，需要根据职业史、接触的有害因素来确定临床检查和实验室检查项目，此外还要收集职业史，了解工作单位、工种、接触危害等情况。

应急健康检查和一般健康检查的主要区别是什么

应急健康检查和一般健康检查的对象、要求、检查项目等都有不同。应急健康检查主要针对接触或可能接触事故危害因素的人群；一般健康检查可以是任何人。应急健康检查是有法律规定要求执行的；一般健康检查没有法律法规强制要求，可由个人根据自身情况决定。应急健康检查项目是根据接触的职业危害因素造成的或可能造成的健康影响来确定的，有其特殊性和针对性项目；一般健康检查主要包括一般体格检查，以及为发现常见慢性病、常见病及身体不适等开展的常规项目。应急健康检查对于危害因素暴露后的健康影响更有针对性，故不能用一般健康检查来代替。

健康加油站

应急健康检查包括哪几种类型

应急健康检查主要包括三种类型：突发公共卫生事件应急健康检查，如传染病疫情、食物中毒事件等；急性职业危害事件应急检查，如急性职业中毒事

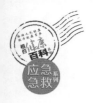

件、急性放射性物质泄漏等；慢性职业危害事件应急检查，如长期职业接触引起的慢性中毒、慢性病急性发作等。

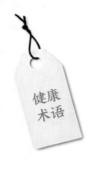

健康术语

职业健康检查： 应急健康检查属于职业健康检查，职业健康检查一般分为上岗前检查、在岗期间检查、离岗前检查、离岗后医学随访、应急健康检查五类。检查的主要内容是根据职业史，接触的有害因素或者接触的毒物可能产生的症状、体征开展相应的临床检查和实验检查。

（蒋绍锋 周 静）

12. 为什么**工作场所**要设置**冲洗和喷淋设备**

工作场所的冲洗和喷淋设备是按照规定在有毒有害场所作业环境中使用的应急救援设备，属于一种迅速将健康影响降到最低程度的公共安全应急装备，不属于医疗设备，更不同于我们日常生活家中安装的淋浴装置。

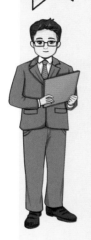

冲洗和喷淋设备可发挥哪些作用

当发生有毒有害物质，特别是酸、碱等刺激腐蚀性液体喷溅到工作人员身体、面部、眼睛等部位时，冲洗和喷淋设备可以及时对人的眼睛和身体部位进行紧急冲洗或冲淋，可以有效降低刺激腐蚀性液体带来的伤害，为医学专业救护赢得时间。

正确选择冲洗和喷淋设备型号以及正确使用才能发挥应急救援作用，配备错误或使用不当不仅不能发挥救援作用，还可能对伤者造成二次伤害。

应如何设置冲洗和喷淋设备

喷淋、洗眼设施在选型时要充分考虑使用场所的空间、环境等实际情况，选用洗眼器、淋浴器或喷淋洗眼器，而对于无固定水源、危险性操作频率极低或者需要经常变动工作环境的地方，可用便携式洗眼器作为固定洗眼器的补充。

设备应安装在作业人员即时能到达的区域，一般情况下，建议按照正常行走速度 15m 范围内，在布局复杂的区域，可根据实际情况合理布设。进水管线粗细要能满足冲洗所需的压力和流量，冲洗液要温度适宜，必要时配备去污剂。设备使用范围内设置明显的警示标志，附近有良好的照明条件。要定期检查洗眼器，建议每周一次检查维护并记录，发现故障及时维修。

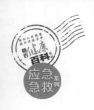

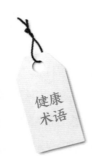
中毒洗消：为减少毒物吸收、继续对患者造成健康影响和避免医护人员受到污染，由穿戴防护服的医护人员使用特定洗消剂对患者进行污染物的去除。目前很多国内外指定医疗机构的急诊科都设有中毒患者洗消室，用来进行毒物清除。

（蒋绍锋　周　静）

13. 为什么要尽快处理

毒物沾染的眼睛和皮肤

在日常工作中，眼睛或皮肤不小心接触或溅到毒物，可能导致不同程度的伤害。如处理不当，后果可能很严重。而工业生产中的化学烧伤绝大部分是由于酸或碱所致，处理不及时不但可能造成皮肤黏膜的损害，还可能吸收造成全身中毒。因此，工作业场所的紧急处理措施非常必要。

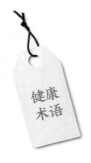

化学烧伤：化学品直接作用于体表，引起局部皮肤组织损伤，并可能通过受损的皮肤组织导致全身病理生理改变，甚至伴有化学性中毒的病理过程，称为化学烧伤。化学烧伤程度与化学品的性质、接触时间、接触部位等有关。

眼睛溅入毒物该怎么办

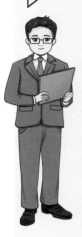

毒物不小心溅入眼睛，应立即使用流动清水或纯净水持续冲洗 15 分钟以上。冲洗时应用手指撑开眼睑，尽量将流水冲入眼内角，以免水流冲力加重对眼球的损伤。冲洗后症状减轻或消失都应用一块干净的纱布或毛巾覆盖在眼睛上，避免受到外界的刺激。此外，不能揉眼睛，即使眼睛痒或痛都不要揉，并尽量保持眼球不动，及时就医。切记千万不要乱用任何药物或化学品处理眼睛。

皮肤接触到毒物该怎么办

皮肤沾染到毒物，应立即用大量清水或自来水冲洗沾染皮肤。如衣服也沾染到毒物，应迅速脱去或剪去衣物，继续将皮肤表面的毒物冲洗干净。冲洗时间一般为 20~30 分钟，以减轻毒物对身体造成的损害。如果毒物为脂溶性，可先用清水冲洗后，用肥皂水或洗手液清洗皮肤，再用流水彻底清洗干净，及时更换衣物，注意保暖。如果冲洗后皮肤灼痛或红肿，应立即就医。

怎样降低毒物沾染风险

生产或使用液体化学品的工作场所必须配备洗眼器和冲淋设备，并在其旁边粘贴使用方法及操作流程。工人上岗前必须进行操作培训。

（尹 荚 周 静）

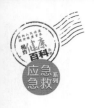

14. 工厂突发**浓烟** 为什么要尽快**逃生**

关键词

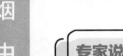

浓烟　中毒

化工生产常使用易燃、易爆、有毒原材料，在高温高压的生产条件下，各类易燃易爆物质挥发，与空气形成爆炸性混合物，引起突发浓烟。浓烟中往往含有种类复杂、高浓度的有毒物质，短时间内大量吸入会导致人中毒，甚至"电击样死亡"，因此中毒是火灾、爆炸事故致人伤亡的元凶之一。

专家说

为什么工厂发生事故后会产生浓烟

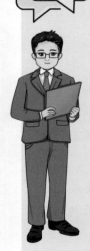

工厂因生产需要，大量集中存放化纤、橡胶制品等易燃易爆物质，有些厂房并没有按照生产仓储用途来设计，擅自改装、搭建，进一步降低了厂房的耐火等级，增加了发生火灾、爆炸的风险，一旦物料引燃则会短时间内产生大量浓烟。

工厂突发浓烟后第一时间该怎么做

工作人员发现突发浓烟，如无法控制，应立即拨打火警电话报警，准确报告浓烟发生地址、浓烟程度，尽量提供人员被困、爆炸或毒气泄漏等信息。切记不可惊慌失措，保持清醒头脑，合理利用通道逃生。

逃生时应注意什么

工厂突发浓烟时，首先利用就近的门窗逃生，若门窗关闭或锁住，要立即破拆逃生。逃生时，按照安全出口标志，有秩序进行疏散。通过楼梯或安全通道逃生，不要乘坐电梯，以防被困电梯内发生危险。逃生过程中可用湿毛巾、湿衣服等捂住口鼻，阻挡有毒有害气体，保护呼吸道。

火灾浓烟中有哪些有害物质

工厂与一般家庭不同，浓烟中的有害物质成分更为复杂、毒性也更高，如木材、油漆、布匹、塑料制品、橡胶物品在受热分解反应后主要产生甲酸、乙酸、碳及各种易燃气体等；而橡胶、油漆等则挥发出氯化氢、光气、氰化氢等。

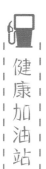

健康加油站

"电击样死亡"

人进入高浓度气体环境后立即昏迷，甚至呼吸、心搏骤停。例如有些刺激性气体浓度过高时（如硫化氢在 $1\,000mg/m^3$、二氧化硫在 $5\,240mg/m^3$、氯气在 $3\,000mg/m^3$、氨在 $3\,500mg/m^3$）可导致人由于呼吸中枢麻痹或反射性心搏骤停及喉痉挛，导致窒息而引起死亡。

（郎　楠　周　静）

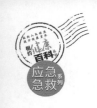

15. 如何处理
职业中毒事件

　　我国在生产快速发展的同时，也带来了职业中毒事件频发的问题，由于群体健康受损常会引起社会和公众的普遍关注。在生产过程中，一些企业的作业场所门窗紧闭、车间通风措施未落实，致使有毒有害物质不能及时排出，给安全生产和职业健康工作埋下了隐患。在化工、冶金、制药等行业企业及电子、皮革、玩具、工艺品、家具制造等使用有机溶剂的企业，当车间通风不畅、有毒有害物质聚积时，会对作业人员的健康构成危害，从而引发群体性职业中毒。

为什么会发生职业中毒事件

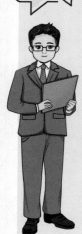

　　造成职业中毒事件，一方面，是企业管理者法治观念淡薄，追求经济利益而忽视劳动者健康；职业中毒事件的发生往往是由于生产设备老化、工人操作不当、个体防护措施不到位引起的。另一方面，是劳动者职业素养不高，缺乏健康和卫生防护知识。一旦职业卫生监管不到位就可能发生职业中毒事件。

职业中毒事件发生后卫生部门会采取哪些措施

　　职业中毒事件发生后，卫生部门会及时组织开展卫生学调查，调查内容包括事件发生单位概况、事件发生经过、事件救援情况、事件造成的人员伤亡情况、事件发生的原因、卫生学处理建议、事件防范措施等。还可以责令暂停导致职业中毒事件的作业，封存造成职业中毒事件或可能导致职业中毒事件发生的材料和设备，组织控制职业中毒事件现场。

如何预防职业中毒事件

为了保护劳动者健康，生产企业应制定和完善职业危害防护制度和操作规程，确保工作场所的安全；加强职业健康教育与培训，普及职业中毒防护知识，提高职工的防护意识和应急处理能力；配备并提供适当的个体防护装备和防护设备，定期开展职业危害评估，监测和检测职业病危害因素，及时采取预防措施。

（郎　楠　周　静）

第五章

疫苗与健康

一

通用知识

1. 为什么一定要按照推荐的 **免疫程序**接种疫苗

为了获得对疾病的免疫力，每个人的一生都要接种许多种疫苗。需按照推荐的免疫程序接种疫苗，主要是因为可得到最佳的保护及最好的免疫效果。科学、合理的免疫程序可以使接种疫苗收益最大化，即最大程度地发挥疫苗效用；国家推荐的免疫程序的科学性是经临床研究数据证明的，是符合流行病学、生物学和免疫学原理和实践的。此外，按推荐的程序接种可将疫苗接种的风险最小化，在一定程度上避免接种产生的不良反应，提高疫苗安全性。

专家说 **什么是免疫规划疫苗、非免疫规划疫苗**

免疫规划疫苗（以前称"第一类疫苗"或"免费疫苗"）是指居民应当按照政府的规定接种的疫苗，按照《中华人民共和国疫苗管理法》规定，监护人保证适龄儿童按时接种免疫规划疫苗是法定义务。非免疫规划疫苗（以前称"第二类疫苗"）是指由居民自愿接种的其他疫苗。

不同的疫苗可以同时接种吗

现阶段的国家免疫规划疫苗均可按照免疫程序或补种原则同时接种。两种及以上注射类的疫苗若同时接种，应在身体不同部位接种，比如分别在左右手臂接种；但不能将两种或多种疫苗混合吸入同一支注射器内接种。

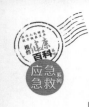

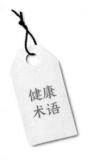

健康加油站

如果没有及时接种乙肝疫苗，应该怎样补种

对于未完成全程免疫程序者，需尽早补种，补齐未接种剂次。若出生 24 小时内没有及时接种，应尽早接种。第 2 剂与第 1 剂间隔应不小于 28 天，第 3 剂与第 2 剂间隔应不小于 60 天，第 3 剂与第 1 剂间隔不小于 4 个月。

> **免疫程序：**是预防接种的次序、方式及方法，包括接种疫苗种类、受种人群、初次接种年龄、剂次数和时间间隔等，也涉及接种途径（或方式）、接种部位。一般根据疫苗特性和免疫原理、传染病的流行特征和对人群健康危害程度、接种利弊和效益、国家或地方疾病控制规划等因素综合考虑确定。

（李军宏　马　超）

2. 孩子随父母到**异地**工作生活后能**在现居地接种疫苗**吗

众所周知，孩子出生后一般在离家近的接种单位，按照规定程序接种各种疫苗。然而，随着经济社会的发展，异地就业或工作调动、跨地区婚姻等使很多孩子不得不随父母到异地生活。这些孩子在异地接种疫苗的问题也随之而来，比如"疫苗可以在异地接种吗？""异地儿童享受的疫苗接种政策是什么？"可以明确的是，疫苗可以在异地接种，且享受与当地儿童同等的国家免疫规划疫苗接种政策和服务。

未在户口所在地建卡的婴幼儿或儿童，父母可持居住相关证明、孩子出生证明和预防接种证，到居住地所属辖区预防接种门诊登记办理建档和疫苗接种等手续。已在户口所在地建档的婴幼儿和随迁儿童，如孩子离开该地，父母可持孩子的预防接种证到原预防接种门诊咨询后续疫苗接种事宜。到达新居住地后，父母应尽快携带孩子的预防接种证、居住相关证明等，到所属辖区的预防接种门诊进行后续疫苗接种。

 目前儿童在异地可免费接种的疫苗有哪些

 我国目前免费接种的国家免疫规划疫苗种类有：乙肝疫苗、卡介苗、脊灰疫苗、百白破疫苗、白破疫苗、麻腮风疫苗、乙脑疫苗、流脑疫苗、甲肝疫苗。儿童在异地可同样免费接种上述国家免疫规划疫苗。

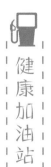

孩子随父母在异地工作生活的时间有长有短，政策上有区别吗

《预防接种工作规范（2023年版）》规定，在暂住地居住＜3个月的，由现居住地接种单位接种疫苗，并记录接种信息；在暂住地居住≥3个月的，由现居住

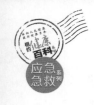

地接种单位负责预防接种并迁入或建立预防接种档案，纳入常住儿童管理与评价，无预防接种证者需补办预防接种证。

孩子随父母到异地后，原来没有接种的疫苗可以补种吗

按照《预防接种工作规范（2023年版）》要求，孩子随父母到异地后原来没有接种的疫苗，可按照我国现行的补种原则和方案进行补种，国家免疫规划疫苗免费补种，自费疫苗按照所在接种点的收费标准进行接种。

（王亚敏　马　超）

3. 过敏性体质的人可以接种疫苗吗

一般将容易发生过敏反应和过敏性疾病而又找不到发病原因者，称为"过敏性体质"（俗称"过敏体质"），通常认为是由遗传因素、环境因素等共同作用引起的。属于过敏性体质者，往往更容易发生过敏性疾病，如湿疹、过敏性鼻炎、特应性皮炎、过敏性哮喘等；也可能对某些物质过敏，如花粉、食物、药物等。

尽管如此，"过敏性体质"并不是疫苗接种的禁忌，可同正常人群一样接种疫苗。《国家免疫规划疫苗儿童免疫程序及说明（2021年版）》中第三部分"常见特殊健康状态儿童接种"已经明确：所谓"过敏性体质"不是疫苗接种的禁忌证。

专家说 **过敏性体质者接种疫苗的注意事项有哪些**

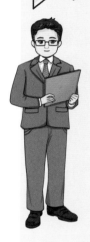

受种者或者其监护人应正确认识过敏性体质，如实提供受种者的健康状况和接种禁忌等情况，特别是有过敏疾病史、严重过敏反应史者等，应配合医疗卫生人员评估是否有疫苗接种禁忌。如果受种者既往未对疫苗或其成分过敏，或所患过敏性疾病与疫苗成分无关，也无其他接种禁忌，符合接种要求的，则均可常规进行疫苗接种，接种后要做好观察；如对已知疫苗成分严重过敏或既往因接种疫苗发生过喉头水肿、过敏性休克及其他全身性严重过敏反应的，禁忌继续接种同种疫苗。

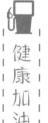

健康加油站

疫苗的成分有哪些

对疫苗成分严重过敏是接种相应疫苗的禁忌。因此，了解疫苗成分对于预防接种工作，特别是对防范疫苗接种后的不良反应有重要意义。疫苗的种类不同，其成分也各有差异，一般疫苗的基本成分包括抗原、佐剂、防腐剂、稳定剂、灭活剂及其他活性成分。

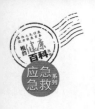

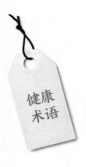

健康术语

禁忌证： 指个体在某种状态（病理和生理）下，接种疫苗后可能会增加异常反应发生概率的情形。对某种疫苗有接种禁忌的个体，如果还接种该疫苗，可能会发生严重异常反应。因此，当有某种疫苗接种禁忌时，不应进行该种疫苗接种。

（宋渝丹　马　超）

异常反应

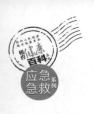

4. 为什么**接种疫苗**后可能有**不良反应**

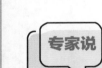
受种者接种疫苗后，因疫苗本身的特性和个体差异，除可能产生相应的保护性抗体之外，也有少数人可能产生与预防目的无关的其他不利结果，也就是疫苗不良反应，俗称"副作用"或者"副反应"。多数不良反应仅会造成一过性生理功能影响，如接种部位红肿、硬结等局部反应，或者发热、全身不适、倦怠、食欲减退等全身反应，这些较轻微的属于一般反应；极少数不良反应相对严重，可能对受种者造成机体组织器官、功能损害，称为异常反应，如过敏性休克、喉头水肿等。

专家说

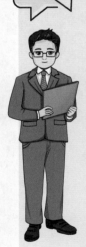

接种疫苗后出现的疾病都是不良反应吗

有些疾病的发生与接种疫苗只有先后关系，接种疫苗在前，实际与疾病发生无关，并非接种疫苗后发生的疾病都是不良反应，须分析评估后判定。

接种疫苗可能会出现不良反应，那么还要接种疫苗吗

疫苗不良反应发生率较低，其中绝大多数是较轻微的一般反应，极少发生严重不良反应，而不接种疫苗可能导致患病风险升高，发病带来的健康问题更严重，万不能"因噎废食"，应当按照相关政策以及个人需要及时接种疫苗。

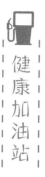

哪些情形不属于疫苗异常反应

一是因疫苗本身特性引起的接种后一般反应；二是因疫苗质量不合格给受种者造成的损害；三是因接种单位违反《预防接种工作规范（2023 年版）》、免疫程序、疫苗使用指导原则、接种方案给受种者造成的损害；四是受种者在接种时正处于某种疾病的潜伏期或者前驱期，接种后偶合发病；五是受种者有疫苗说明书规定的接种禁忌，在接种前受种者或者其监护人未如实提供受种者的健康状况和接种禁忌等情况，接种后受种者原有疾病急性复发或者病情加重；六是因心理因素发生的个体或者群体的心因性反应。

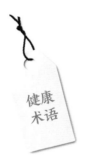

疫苗不良反应：合格的疫苗在实施规范接种后，发生的与预防接种目的无关或意外的有害反应。

（张丽娜　尹遵栋）

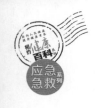

5. 为什么打完**疫苗**后
要在接种门诊
留观半个小时

疫苗接种是预防疾病最经济、有效、便捷的手段。多数人经历疫苗接种后可能都有这样的疑问："为什么打完疫苗后要在接种门诊留观半个小时呢？"

其原因主要包括：一是为有效应对疫苗接种后可能发生的急性严重过敏反应。如果受种者对疫苗所含任一成分严重过敏，那疫苗接种后可能会发生急性严重过敏反应。急性严重过敏反应可危及生命，如不及时救治，可能产生严重后果。监测数据显示，急性严重过敏反应多发生在疫苗接种后半个小时内。二是为有效应对由于疫苗接种时紧张、焦虑等心理因素产生的晕厥、癔症等心因性反应。上述心因性反应多发生在疫苗接种后半个小时内，也需要及时识别和有效处置。

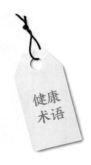

健康术语

急性严重过敏反应：指机体在接触过敏原后，突发严重的可危及生命的全身性过敏反应，主要特征是迅速出现可危及生命的呼吸、循环等系统的症状。

专家说

如何预防急性严重过敏反应的发生

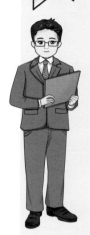

建议在疫苗接种前的预检登记环节，受种者向接种单位工作人员如实提供自己的健康状况，包括过敏史、疫苗不良反应史等情况；工作人员要详细了解每种疫苗所含成分，结合受种者提供的信息综合评估后给出是否接种的建议。

如何预防心因性反应的发生

心因性反应主要由受种者心理因素导致，因此，预防心因性反应发生的关键在于缓解受种者紧张焦虑的情绪。接种单位实行功能分区，接种区与其他区分开，可减少受种者接种前的紧张和焦虑情绪。留观区配备专门工作人员，及时识别可能的心因性反应病例并提前进行心理疏导。

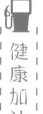

健康加油站

如何识别急性严重过敏反应

急性严重过敏反应多以皮肤症状起病，可有大量出汗，皮肤潮红、瘙痒、皮疹；还可出现声音嘶哑、咳嗽、胸闷、气短、呼吸困难等呼吸道症状和低血压、四肢厥冷、脉搏细速、心动过速、心脏停搏等心血管系统症状。当心血管系统和其他系统症状同时存在时，可考虑急性严重过敏反应的可能。

（李　燕　尹遵栋）

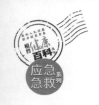

6. 接种疫苗后发生疑似

预防接种异常反应

该如何处理

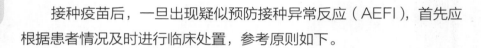

接种疫苗后，一旦出现疑似预防接种异常反应（AEFI），首先应根据患者情况及时进行临床处置，参考原则如下。

一是对现场留观期间出现的严重 AEFI，尤其是判断为过敏性休克等急性严重过敏反应的，要紧急救治，必须立即采取肌内注射肾上腺素等措施。有急诊条件的要尽快转急诊处理；无急诊条件的应当以最快方式转院治疗。

二是对局部或全身性一般反应等较轻微的一过性反应，可给予一般性对症处理，适当休息，注意观察，防止继发其他疾病。

三是对怀疑为心因性反应的，应当保持环境安静和空气新鲜，患者应平卧、头部低下、下肢抬高等；以暗示或疏导为主，轻者可适量喝热开水或糖水，短时间内即可恢复；同时注意隔离疏散，以避免群体性反应。

四是对其他严重的 AEFI 或者患者担忧的情况，应当建议患者及时到规范的医疗机构就诊或咨询。

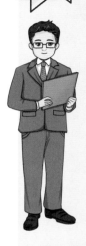

出现 AEFI 后，应当按照《中华人民共和国疫苗管理法》《全国疑似预防接种异常反应监测方案》等规定进行报告、调查、诊断等。

谁来报告 AEFI

医疗机构、接种单位、疾控机构、药品不良反应监测机构、疫苗上市许可持有人应按照相关规定及时报告 AEFI。

如何开展 AEFI 的调查、诊断

对需要调查的 AEFI，由县级疾控机构组织调查。对受种者死亡、严重残疾，或者群体性、对社会有重大影响的 AEFI，由设区的市级以上疾控主管部门、药品监督管理部门按照各自的职责组织调查、处理。省、市、县级疾控机构按照规定负责组织预防接种异常反应调查诊断专家组进行异常反应的调查诊断。

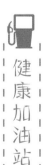

对疾控机构的调查诊断结论有争议的，应该如何处理

受种方、接种单位、疫苗上市许可持有人对调查诊断结论有争议的，可按照预防接种异常反应鉴定相关规定向医学会申请鉴定。

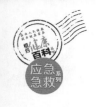

怀疑疫苗质量问题或接种差错导致的 AEFI 应该如何处理

因疫苗质量不合格，以及因接种单位违反预防接种工作规范、免疫程序、疫苗使用指导原则、接种方案给受种者造成损害的，依照《中华人民共和国药品管理法》《中华人民共和国疫苗管理法》《医疗事故处理条例》等有关规定处理。

（李克莉　尹遵栋）

7. 接种疫苗后发生**异常反应**有没有相应的**补偿**

预防接种异常反应，是指合格的疫苗在实施规范接种过程中或者实施规范接种后造成受种者机体组织器官、功能损害，相关各方均无过错的药品不良反应。我国实行预防接种异常反应补偿制度。2019 年颁布的《中华人民共和国疫苗管理法》规定：实施接种过程中或者实施接种后出现受种者死亡、严重残疾、器官组织损伤等损害，属于预防接种异常反应或者不能排除的，应当给予补偿。

专家说

预防接种异常反应补偿费用的来源有哪些

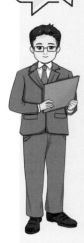

接种免疫规划疫苗所需的补偿费用，由省、自治区、直辖市人民政府财政部门在预防接种经费中安排；接种非免疫规划疫苗所需的补偿费用，由相关疫苗上市许可持有人承担。国家鼓励通过商业保险等多种形式对发生预防接种异常反应受种者予以补偿。

如何对预防接种异常反应进行补偿

按照《中华人民共和国疫苗管理法》规定，预防接种异常反应补偿应当及时、便民、合理。预防接种异常反应补偿范围、标准、程序由国务院规定，省、自治区、直辖市制定具体实施办法。实际上，此前我国各省份均已出台了预防接种异常反应补偿办法，具体规定了本省异常反应补偿的标准、程序和工作要求等。有部分省份对接种免疫规划疫苗后的异常反应，通过财政支出购买商业保险进行补偿，也有疫苗企业在全国范围或者部分地区购买商业保险来对非免疫规划疫苗异常反应进行补偿。各省份应当根据国家相关规定的出台情况，进一步修订本省补偿办法。

健康加油站

为什么要对预防接种异常反应
补偿范围实行目录管理

　　预防接种异常反应补偿范围实行目录管理，是为了使补偿范围更加清楚明确，方便操作并减少不必要的纠纷。补偿范围参考目录及说明将随着证据链的完善，根据工作需要实行动态调整，包括增加或者减少目录中所列的异常反应。在异常反应调查诊断或鉴定过程中，除参考目录外，还需要结合临床和实验室等相关资料，判定是否属于或者不能排除异常反应。不应将是否在补偿范围参考目录内，作为是否属于或不能排除异常反应的直接判定依据。

（樊春祥　尹遵栋）

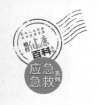

相约健康百科丛书

人物关系介绍

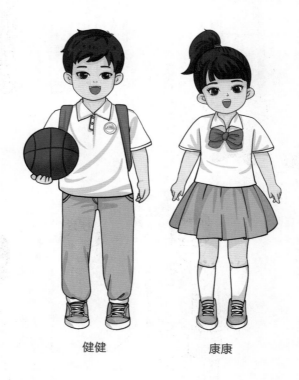

健健 康康

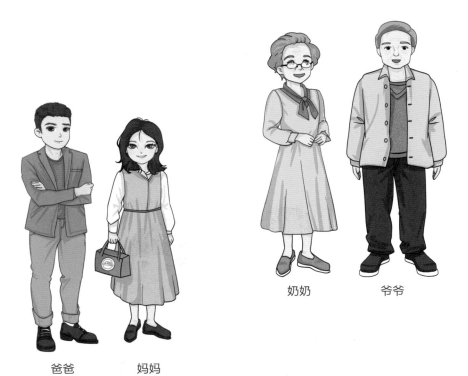

奶奶　　　　爷爷

爸爸　　　妈妈

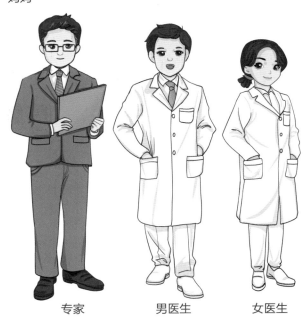

专家　　　男医生　　　女医生

图书在版编目（CIP）数据

突发公共卫生事件预防和应对 / 李群主编 . -- 北京 ：
人民卫生出版社，2024. 7. --（相约健康百科丛书）.
ISBN 978-7-117-36650-2

I . R199.2

中国国家版本馆 CIP 数据核字第 2024QT4273 号

| 人卫智网 | www.ipmph.com | 医学教育、学术、考试、健康，购书智慧智能综合服务平台 |
| 人卫官网 | www.pmph.com | 人卫官方资讯发布平台 |

相约健康百科丛书

突发公共卫生事件预防和应对

Xiangyue Jiankang Baike Congshu
Tufa Gonggong Weisheng Shijian Yufang he Yingdui

主　　编： 李　群
出版发行： 人民卫生出版社（中继线 010-59780011）
地　　址： 北京市朝阳区潘家园南里 19 号
邮　　编： 100021
E - mail： pmph @ pmph.com
购书热线： 010-59787592　010-59787584　010-65264830
印　　刷： 鸿博睿特（天津）印刷科技有限公司
经　　销： 新华书店
开　　本： 710×1000　1/16　**印张：** 22
字　　数： 285 千字
版　　次： 2024 年 7 月第 1 版
印　　次： 2024 年 8 月第 1 次印刷
标准书号： ISBN 978-7-117-36650-2
定　　价： 72.00 元

打击盗版举报电话：010-59787491　E-mail：WQ @ pmph.com
质量问题联系电话：010-59787234　E-mail：zhiliang @ pmph.com
数字融合服务电话：4001118166　E-mail：zengzhi @ pmph.com